DE LA

THÉRAPEUTIQUE

DU RACCOURCISSEMENT

DANS LES COXALGIES GUÉRIES

par le Docteur **Désiré QUETTIER**

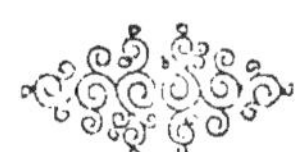

MONTREUIL-SUR-MER
Imprimerie typographique et Lithographique Bécquart et Lefort
1895

DE LA

THÉRAPEUTIQUE

DU RACCOURCISSEMENT

DANS LES COXALGIES GUÉRIES

par le Docteur **Désiré QUETTIER**

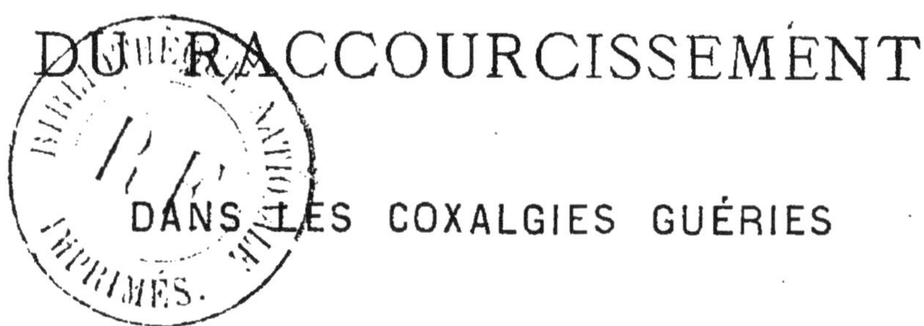

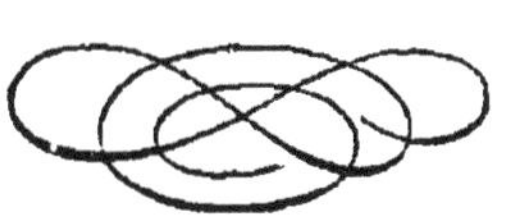

MONTREUIL-SUR-MER

Imprimerie typographique et Lithographique Becquart et Lefort

1895

A LA MÉMOIRE DU DOCTEUR HENRI CAZIN

Chirurgien de l'Hôpital Maritime de Berck-sur-Mer
Chevalier de la Légion d'Honneur
Membre correspondant de l'Académie de Médecine
Membre de la Société de Chirurgie

A Mme LA BARONNE JAMES DE ROTHSCHILD

qui a bien voulu me permettre de puiser
dans le Recueil d'observations de son Hôpital
une partie des éléments de ma thèse

A MONSIEUR LE DOCTEUR CALOT

Chirurgien de l'Hôpital Nathaniel de Rothschild
et de l'Hôpital Cazin-Perrochaud

A MONSIEUR LE PROFESSEUR DE LAPERSONNE

Doyen de la Faculté de Médecine de Lille
Officier de l'Instruction Publique

A TOUS MES MAITRES

de la Faculté de Médecine de Lille
et de l'Ecole de Médecine d'Amiens

Hommage de ma respectueuse reconnaissance

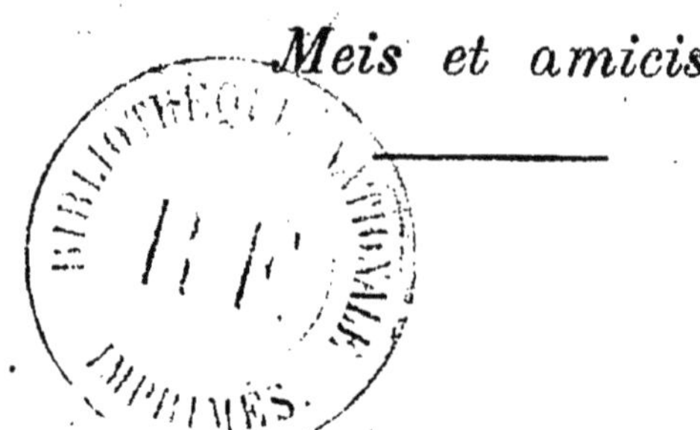

Meis et amicis

A M. LE COMMANDANT PAUL CERAGIOLI

Major d'Infanterie hors cadre

Officier de la Légion d'Honneur

Commandant le Bureau de Recrutement et de Mobilisation

de Saint-Omer

A M. LE COMMANDANT Ch. CERAGIOLI

Chef de Bataillon au 33e Régiment d'Infanterie

Officier de la Légion d'Honneur

A MES CHEFS & A MES BONS CAMARADES

des 33e et 233e Régiments d'Infanterie

Témoignage de ma profonde affection

AVANT-PROPOS

Le sujet de notre thèse nous a été inspiré
par M. le docteur Calot, chirurgien de l'Hôpital
N. de Rothschild et de l'Hôpital Cazin-Perrochaud, à Berck-sur-Mer. C'est grâce à ses
conseils éclairés, grâce à l'aide qu'il ne nous a
pas ménagée, que nous avons pu mener ce
travail à bonne fin. Qu'il reçoive ici ce faible
témoignage de notre gratitude.

M. le professeur de Lapersonne, doyen de
la Faculté de médecine, après nous avoir puissamment secondé dans nos études médicales,
a bien voulu accepter la présidence de notre
thèse. Nous lui en témoignons notre profonde
reconnaissance, et nous espérons qu'il voudra
bien nous continuer la bienveillance dont il
nous a déjà donné tant de preuves.

Nous prions nos maîtres de la Faculté de
Lille, et particulièrement M. le professeur
Gaulard, ainsi que M. le docteur Carlier, agrégé
de chirurgie, de bien vouloir accepter nos vifs
remercîments pour l'intérêt qu'ils nous ont
toujours porté, et nous leur associons dans le
même sentiment d'affectueuse reconnaissance,
nos maîtres de l'Ecole de médecine d'Amiens,
M. le professeur Lenoël, directeur de l'école,

auquel nous devons d'avoir pu commencer nos études médicales, et M. le professeur Dhourdin, qui nous en a inspiré le goût.

Nous avons divisé notre travail en cinq parties :

La première contient l'exposé du sujet.

Dans la deuxième partie nous en avons fait l'historique.

La troisième comprendra l'étiologie et la pathogénie du raccourcissement.

Dans la quatrième, nous exposerons le manuel opératoire.

Dans la cinquième, nous nous attacherons à discuter les objections qui pourront être faites à la méthode que nous proposons.

Enfin, nous ferons suivre les observations personnelles, au nombre de 23, de quelques remarques qui serviront de préface aux conclusions que nous voulons en tirer.

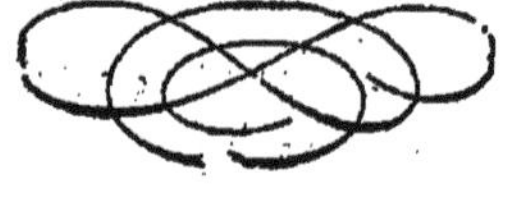

Thérapeutique du Raccourcissement

DANS LES

COXALGIES GUÉRIES

EXPOSÉ DU SUJET

Ainsi que l'indique notre titre, nous nous proposons dans ce travail de nous occuper spécialement de la thérapeutique du raccourcissement et des difformités qui en sont la cause, chez les coxalgiques considérés comme guéris, c'est-à-dire chez lesquels l'articulation coxo-fémorale, ainsi que les parties molles environnantes, ne présentent plus de phénomènes inflammatoires.

Nous limitons notre travail à ce point spécial du traitement de la coxalgie, et nous laissons complètement de côté tout ce qui a trait à la thérapeutique de cette affection à ses diverses périodes d'activité.

Grâce au long séjour qu'il nous a été donné de faire, tant à l'Hôpital Maritime de Berck-sur-Mer qu'à

l'Hôpital Nathaniel de Rothschild, tous deux particus
lièrement affectés aux enfants atteints de maladie-
articulaires, nous avons pu observer un grand nombre de coxalgiques dont la maladie pouvait être
considérée comme terminée, mais qui tous ou presque
tous présentaient un raccourcissement dont la longueur
chez quelques-uns atteignait 20 centimètres.

Ces enfants appartenaient en grande majorité à la
classe ouvrière, et leur coxalgie remontait à plusieurs
années. Peu ou pas soignés, le plus souvent abandonnés à eux-mêmes, la maladie, dans ces conditions,
avait pu chez eux se développer tout à son aise.
Quelques-uns, en petit nombre, avaient suivi un
traitemént ; mais ce traitement, fréquemment inter-
rompu par l'indocilité des enfants, la mollesse ou
l'insouciance des parents, n'avait jamais donné de
résultats bien sérieux. Enfin nous en rencontrions de
temps à autre qui avaient été immobilisés pendant un
laps de temps plus ou moins long, dont la jointure
avait guéri parfaitement et auxquels la marche avait
été permise. Beaucoup de ces enfants avaient fait un
séjour de quelque durée dans les hôpitaux de Paris et
provenaient de l'Hôpital des Enfants et de l'Hôpital
Trousseau.

Quoiqu'il en soit, à leur arrivée à Berck, la plupart
de ces petits malades présentaient un raccourcissement
de longueur variable. Quand leur âge permettait de
les interroger, ou encore quand il était possible d'obtenir de leurs parents des renseignements sur la
marche de l'affection, les réponses étaient presque

toujours uniformes : l'enfant, même guéri avec une rectitude complète du membre inférieur, avait vu peu à peu, un certain temps ou même très longtemps après la reprise de la marche, sa jambe se dévier et présenter tous les symptômes d'un raccourcissement plus ou moins prononcé. Le médecin consulté avait prescrit le repos au lit, mais, malgré le repos, la déviation de la jambe, loin de se corriger, était restée stationnaire ou avait augmenté.

De guerre lasse, les parents, effrayés de la perspective d'avoir un enfant impotent et par cela même incapable plus tard de gagner sa vie, découragés d'autre part par l'attitude du médecin dont le silence aux questions les plus pressantes était considéré comme un aveu d'impuissance, sollicitaient l'envoi de leur enfant à Berck.

Il est certain que jusqu'à présent des raccourcissements quelque peu considérables, survenant chez des coxalgiques guéris n'ont pas paru, si toutefois nous mettons de côté l'osteotomie linéaire ou cunéiforme, justiciables d'un traitement chirurgical actif

Pourquoi donc la chirurgie reste-t-elle impuissante et comme désarmée devant une infirmité qui empêche les malheureux qui en sont atteints de se livrer à la marche et plus tard de gagner leur subsistance ?

La réponse est facile : on ne fait rien : 1°, parce que l'on croit ne rien pouvoir faire ; parce que l'opinion générale est que lorsqu'une coxalgie arrive à la guérison, on doit s'estimer heureux du résultat obtenu, fût-ce même, au prix d'un raccourcissement très

accentué ; 2°, parce que l'on craint qu'une intervention intempestive ne vienne tout remettre en question
et rallumer des foyers inflammatoires mal éteints.

Il n'est pas douteux que cette abstention ne soit
étayée sur des raisons sérieuses, Il n'est pas possible
que des médecins instruits et pénétrés de leurs devoirs
se résignent, sans raisons extrêmement graves, à
laisser dans une situation si triste pour eux et pour
leurs parents, des malades porteurs d'infirmités qui
les rendent incapables de vivre de la vie ordinaire.

L'une des considérations qui motive leur abstention
c'est à coup sûr le pronostic sérieux de la coxalgie, et
la gravité des rechutes compliquées par l'apparition
d'abcès volumineux, de fistules intarissables, sans
parler des localisations viscérales affectant le poumon,
les méninges. le péritoine ou les reins.

En présence d'une infirmité gênante, mais qui ne
compromet pas l'existence, le médecin, craignant de
voir les accidents les plus redoutables succéder à son
intervention, hésite, et se demande avec anxiété s'il
n'est pas plus sage de s'abstenir. L'articulation coxo-
fémorale est devenue pour lui un véritable « *noli me
tangere* ».

Faudra-t-il donc renoncer à tout espoir d'améliorer
la situation déplorable des malheureux qui se voient
ainsi condamnés à l'impotence ? Les uns, les moins
frappés, ont une boiterie si disgracieuse qu'elle est
pour eux une source de tristesse infinie et que leur
existence en est véritablement empoisonnée. D'autres
en sont réduits à se traîner avec des béquilles. Beau-

coup sont obligés de garder le repos au lit ou de passer leur journée cloués dans un fauteuil.

Et nous ne parlons pas seulement des tortures morales endurées par ces malheureux.

A Berck, chaque année voit venir près de 2000 malades hospitalisés appartenant à la classe ouvrière, sur lesquels on compte un quart de coxalgiques. Les enfants de la classe aisée ou riche, frappés de cette maladie, sont relativement peu nombreux sur cette plage où se rencontrent cependant, venus de tous les coins de la France, les enfants affectés de tuberculose externe, et le plus fort contingent est composé d'enfants pour lesquels l'exercice d'une profession sera une nécessité inéluctable.

Nous nous proposons d'apporter à ces malades, à ces impotents, sinon une guérison complète, du moins une amélioration considérable qui leur permettra de vaquer à leurs occupations et de subvenir à leurs besoins. Nous croyons fermement que la chirurgie n'est pas désarmée en face de leur infirmité et nous avons l'intime conviction que la plupart d'entre eux bénéficieront du traitement que nous proposons et qu'une expérience de plus de trois années nous a conduit à considérer comme le plus rationnel, le plus sûr et le moins exposé aux complications.

HISTORIQUE

Des nombreuses recherches auxquelles nous nous sommes livré, il résulte que la littérature médicale est excessivement pauvre sur le sujet que nous avons l'intention de traiter et, à part une communication de M. le professeur Verneuil faite à la Société de chirurgie le 5 octobre 1881 intitulée « Des récidives apparentes de la coxalgie causées par certaines atrophies musculaires », il ne nous a pas été possible de trouver la moindre trace d'un travail quelque peu complet sur ce point spécial de la thérapeutique. Dans sa communication, M. Verneuil vise tout particulièrement les déformations secondaires qui peuvent se montrer chez des malades considérés comme guéris. « Pour lui, ces « déformations tiendraient moins à un retour des « phénomènes inflammatoires qu'à la rupture de l'équi- « libre musculaire ; les fessiers étant frappés de « parésie, les muscles fléchisseurs devenus prépon- « dérants entrainent le membre dans le sens de leur « action ».

La flexion causée par la rupture de l'équilibre musculaire constitue certainement l'une des causes qui produisent ces déformations secondaires chez les coxalgiques considérés comme guéris, mais ce n'est pas la seule ; et nous espérons pouvoir démontrer qu'il y en a d'autres sur lesquelles nous nous étendrons à loisir dans le chapitre premier de notre travail.

L'auteur de l'article « Membres » du traité de chirurgie publié sous la direction de MM. Duplay et Reclus, M. Kirmisson, s'exprime ainsi : « Rien n'est plus à « craindre que les retours offensifs dans la coxalgie. « Si l'on fait marcher trop tôt les malades, si l'on « abandonne trop vite tout appareil de soutien, on « peut voir réapparaître les douleurs, le gonflement, la « suppuration. Plus tard même, à une période où les « phénomènes inflammatoires ont complètement disparu, le membre abandonné à lui-même peut « reprendre une position vicieuse ».

La première partie de cette citation ne se rapporte pas à notre sujet, puisqu'il s'agit d'un véritable retour offensif de la maladie, et que toutes les déformations qui se produisent pendant son évolution active ont été exclues du cadre que nous nous sommes fixé.

M. le Docteur Calot, chirurgien de l'Hôpital N. de Rothschild et de l'Hôpital Cazin-Perrochaud à Berck-sur-mer, s'est particulièrement occupé de la thérapeutique des attitudes vicieuses chez les coxalgiques guéris, et, dans une communication faite en 1892 au Congrès français de chirurgie, a publié les résultats très-encourageants obtenus par lui dans ces deux hôpitaux et dans sa clientèle privée.

Nous aurons l'occasion de revenir sur cette communication qui nous a donné l'idée première de notre thèse, ainsi que sur les observations dont elle était accompagnée, observations dont le nombre s'est beaucoup accru, qui ont reçu du temps la consécration qui leur manquait alors et qui est absolument nécessaire pour établir la valeur du traitement chirurgical proposé par M. Calot.

Monsieur Calot s'exprime ainsi :

« L'étude anatomo-pathologique de la coxalgie
« nous apprend que les lésions de la troisième période
« conduisent presque fatalement à une luxation ou à
« une pseudo-luxation du fémur sur la fosse iliaque
« externe.

« L'on ne s'est peut-être pas suffisamment préoccupé
« de ces déplacements.

« Dans le traitement de cette affection si grave, au-
« trefois surtout, l'objectif du chirurgien a été la
« conservation de la santé générale et l'extinction du
« foyer morbide.

« A l'intérêt vital du malade a été presque toujours
« sacrifié l'intérêt fonctionnel du membre atteint.

« C'est à cette cause certainement qu'il faut attri-
« buer le nombre relativement considérable de coxal-
« giques abandonnés « guéris » avec une véritable
« difformité.

« Que fait-on pour remédier à ces déplacements si
« fâcheux ? Rien. La formule presque universellement
« adoptée par le médecin et le malade, c'est de s'es-
« timer très-heureux d'en être quitte pour une
« infirmité.

« Un pareil optimisme ne saurait nous convenir.

« Il ne suffit plus de sauver la vie du coxalgique ; il
« faut lui conserver un membre réellement utile.

« Il serait facile de démontrer que l'on peut en
« même temps poursuivre et atteindre ce double but.

« Mais je ne veux pas soulever ici le problème du
« traitement préventif des déplacements du fémur, ce
« qui m'amènerait à faire une étude analytique et
« comparée des diverses mé.hodes de traitement de
« de la coxalgie actuellement en faveur.

« Je ne veux m'occuper aujourd'hui que des dépla-
« cements déjà produits.

« Que pouvons-nous contre ces déplacements ?

« Je commence par constater que pas un chirur-
« gien, à ma connaissance tout au moins, ne cherche
« à y remédier. Cette hanche guérie avec une difformi-
« té est un « noli me tangere » et l'on aime cent fois
« mieux considérer cette lésion comme définitive que
« de proposer une intervention qui remettrait tout en
« question.

« Ce n'est pas que quelqu'un songe sérieusement
« à nier les pénibles inconvénients de la luxation.

« La boiterie est très-accentuée de par le raccour-
« cissement que la luxation suppose et de par l'atti-
« tude vicieuse qu'elle entraîne.

« Le malade est continuellement exposé à des
« entorses et à des tiraillements de la jointure nouvelle,
« et les troubles de nutrition du membre imputables
« au seul déplacement des extrémités articulaires ne
« sont certes pas non plus négligeables.

« Et que l'on ne dise pas que ces troubles fonc-

« tionnels vont s'atténuer progressivement dans la
« suite, que le malade par un abaissement instinctif
« du bassin saura bien compenser le raccourcisse-
« ment du membre. Cet abaissement se produit en
« effet mais au prix d'une difformité très fâcheuse de
« la colonne vertébrale.

« Quant aux essais de progression, ils ne peuvent
« qu'augmenter le déplacement en amenant une dis-
« tension et un tiraillement des liens fibreux et de la
« néarthrose.

« Cela est si vrai que des coxalgiques laissés avec
« un raccourcissement de 4 à 5 centimètres revien-
« nent deux et trois ans plus tard avec un raccour-
« cissement de 8 centimètres et une laxité telle de la
« jointure que si l'on voyait ces malades à ce mo-
« ment pour la première fois, l'on ne pourrait se dé-
« fendre de songer à une luxation congénitale. J'ai
« commis au début et vu commettre bien souvent
« cette erreur de diagnostic ; et l'on se croit tellement
« sûr d'être dans la bonne voie que l'on n'accorde pas
« la moindre créance aux affirmations du malade
« vous racontant que sa boiterie date d'une coxalgie
« apparue longtemps après la naissance.

« L'on attribue les accidents dont il parle à une
« coxalgie greffée sur une luxation congénitale.

« Nous ne pouvons pas insister sur les problèmes
« intéressants que cette remarque soulève. Mais peut-
« être faudrait-il faire une plus large part dans l'étio-
« tiologie des luxations dites congénitales à la coxo-
« tuberculose, que cette coxo-tuberculose ait frappé

« l'enfant pendant sa vie intra-utérine, ou peu après
« la naissance. Mon ami Pfender, dans une thèse re-
« marquable, a noté combien il était fréquent de dé-
« couvrir chez les ascendants des malades porteurs
« de luxations congénitales la tare tuberculeuse.

« Cette digression m'a éloigné de mon sujet. J'y
« reviens en disant que si la luxation pathologique
« du fémur ne subit que rarement ces transformations
« extrêmes, l'opportunité de sa réduction ne peut
« jamais être mise sérieusement en doute.

« Là n'est pas, tout le monde le reconnaîtra, la
« raison de l'abstention du chirurgien en présence
« d'une luxation spontanée du fémur.

« Il est à cette abstention plusieurs causes que j'ai
« recherchées avec soin, et que je crois pouvoir ra-
« mener aux trois suivantes :

« La première, c'est que ces luxations doivent
« devenir promptement irréductibles.

« La seule qui ait été sûrement réduite, d'après Mal-
« gaigne, celle de Bonnet, datait à peine de trois mois.

« La deuxième, c'est que pratiquer des manœuvres
« violentes de réduction sur cette hanche guérie à
« grand'peine, serait folie. Ce serait rallumer de gaîté
« de cœur un foyer mal éteint et rouvrir la porte aux
« plus terribles complications dont on n'est jamais sûr
« de triompher.

« Relisez donc l'observation de Bonnet, disent les
« abstentionnistes. Trois semaines après la réduction,
« sa malade succombait et l'on trouvait à l'autopsie la
« cavité articulaire remplie de pus.

« La troisième enfin, c'est que la réduction est im-
« possible à maintenir. Dans le cas de Bonnet, la
« luxation se reproduisait trois jours après.

« Ces objections sont très-sérieuses, je ne me le dis-
« simule pas. Elles m'imposaient de n'aborder cette
« réduction qu'avec une extrême prudence.

« Ne voulant pas lasser l'attention des membres du
« Congrès par le récit détaillé de mes essais et de
« mes tâtonnements, je résumerai le résultat de mes
« recherches dans les quelques propositions sui-
« vantes.

« J'affirme que la luxation reste longtemps réduc-
« tible, non pas certainement par la méthode de
« l'extension continue telle qu'elle est habituellement
« pratiquée dans le traitement de la coxalgie, ou en-
« core telle qu'elle était appliquée par Humbert
« de Morley, dont je mets en doute, avec Malgaigne,
« les conclusions.

« Je n'ai jamais rien obtenu par ces moyens. Il faut
« traiter les luxations spontanées comme s'il s'agis-
« sait d'une luxation traumatique ; c'est-à-dire par des
« tractions vigoureuses exercées dans l'axe du mem-
« bre par une ou deux personnes, le bassin étant soli-
« dement maintenu d'autre part par deux ou trois
« aides, en s'aidant du chloroforme bien entendu ».

Nous bornerons ici l'extrait de la communication de
M. Calot, nous réservant d'y revenir plus tard. Nous
ferons remarquer néanmoins que cette communication ne porte que sur l'un des trois facteurs du raccourcissement, la luxation ou sub-luxation du fémur,
de même que celle de M. Verneuil n'avait en vue que

la rupture de l'équilibre musculaire due à l'atrophie. C'est au contraire une étude complète, une étude d'ensemble que nous nous proposons de faire sur tous les éléments du raccourcissement.

Nous ne pouvons passer sous silence dans cet historique, un mode de traitement des ankyloses vicieuses de la hanche dont nous trouvons l'exposé dans la thèse de M. Campenon pour le concours d'agrégation de 1883, nous voulons parler de l'ostéotomie linéaire ou cunéiforme. Par cette opération que Rhea Barton pratiqua pour la première fois en 1826, on se propose de remédier à une difformité squelettique chez un sujet dont l'état général autorise cette intervention et d'obtenir aussi soit la rectitude du membre, soit la formation d'une néarthrose.

Nous renvoyons à la thèse de M. Campenon pour l'étude des divers procédés employés et nous mentionnerons pour terminer les observations de Terrier et Hennequin, Broca et Schwartz parus dans la Revue d'orthopédie de 1894.

Nous proposant de revenir sur cette opération quand nous parlerons du traitement, nous ne voulons pas établir dès maintenant la valeur comparative de l'ostotéomie et de la méthode que nous proposons ; mais nous pouvons faire remarquer que l'ostéotomie n'a la prétention de remédier qu'à l'un des éléments du raccourcissement, l'attitude vicieuse, tandis que la méthode que nous exposons dans notre thèse s'adresse encore au déplacement en hauteur de l'os de la cuisse, déplacement qui entre quelquefois pour plus de moitié dans la production du raccourcissement.

CHAPITRE I

Etiologie et Pathogénie

DU RACCOURCISSEMENT

Le raccourcissement chez les coxalgiques guéris peut se produire de plusieurs façons.

1° A la suite d'une chute. Nous nous trouvons alors en présence d'une véritable luxation d'origine traumatique dont la production a été facilitée par l'état particulier de la jointure. Ce fait s'observe très-rarement.

2° Lorsque le malade commence à marcher. Le raccourcissement peut se produire chez un malade immobilisé en bonne position, n'ayant aucune déviation. Par suite de l'usure du sourcil cotyloïdien et de la déformation de la tête fémorale, le poids du corps, portant sur le membre malade, détermine une subluxation avec flexion, adduction et rotation en dedans. Toutes ces causes réunies peuvent entraîner un raccourcissement de plusieurs centimètres.

3° Chez des malades immobilisés au lit et non pourvus d'appareil. Le plus souvent les malades se couchent sur le côté sain et, par suite du processus tuberculeux qui affaiblit les muscles fessiers et laisse intacts les muscles adducteurs et fléchisseurs de la cuisse, l'action de ces derniers devient prépondérante ; la cuisse se rapproche peu à peu du plan médian du corps et la flexion se produit avec adduction et rotation en dedans.

4° Les mêmes phénomènes peu.vent se présenter chez des malades guéris dans de.bonnes conditions, longtemps après que la marche a été permise. Malgré l'immobilisation prolongée, malgré les appareils de contention, la marche peut produire un raccourcissement qui apparaît insensiblement et augmente peu à peu par suite de l'exercice et de la station debout. Dans ce cas le raccourcissement reconnaît deux causes 1° il existait déjà, mais à un très faible degré, quand le malade a été autorisé à marcher et il ne fait que s'accentuer. 2° Chez d'autres malades au contraire, la jambe était droite et le raccourcissement réduit à zéro ou à 2 centimètres quand la marche a été reprise. Dans ce cas la jambe se fléchit peu à peu et la déviation se produit tardivement, 1 an, 2 ans, 3 ans après la reprise de la marche. Dans une de nos observations, la déviation s'est produite 10 ans après.

Voyons maintenant quelles sont les causes qui facilitent ou produisent ces déplacements du fémur qui ont pour conséquence le raccourcissement du membre inférieur et sa déviation. Ces causes sont au nombre de trois :

I. — *L'atrophie du membre et l'arrêt de développement des os qui le constitnent.*

II. — *L'attitude vicieuse.*

III. — *La luxation spontanée.*

PREMIER FACTEUR DU RACCOURCISSEMENT

L'ATROPHIE

Ce premier facteur du raccourcissement est surtout propre à l'enfance. Il a été signalé par un grand nombre d'auteurs depuis Hippocrate jusqu'à Brodie et Nelaton (Lannelongue).

Nous ne voulons pas développer ici les théories plus ou moins plausibles qui ont été émises sur le mode de production de cette atrophie. Nous nous contenterons d'exposer brièvement les faits sur lesquels on est généralement d'accord.

L'atrophie est due :

1° Aux troubles trophiques déterminés dans le membre malade par l'arthrite. Toutes les arthrites, arthrites rhumatismales, blennorrhagiques et infectieuses amènent des troubles trophiques du segment articulaire sous-jacent : le tissu osseux est frappé de même que le tissu musculaire.

Les osteo-arthrites tuberculeuses exercent une action peut-être plus marquée encore que les autres.

2° A l'usure ou à la destruction amenée dans le squelette de la hanche par la carie, les abcès osseux. Il est des cas où la tête entière et le col du fémur sont détruits par la bacillose : cela se voit non-seulement à la suite de suppurations externes, mais encore sans fistules cutanées, sans la formation d'abcès appréciables. Nous en avons vu un certain nombre de cas dans nos autopsies, et ce fait avait déjà été observé et signalé par Ollier.

3° L'atrophie peut être augmentée dans une certaine mesure par les traitements employés, même les meilleurs et les plus rationnels, savoir : l'immobilisation, la compression, ou encore par les différents appareils en usage : appareils orthopédiques, silicatés ou plâtrés.

L'inaction du membre en amène l'atrophie. L'apport sanguin est diminué du fait même de la compression, et cette diminution de l'apport sanguin retentit d'une façon fâcheuse sur la nutrition des divers tissus : os et muscles principalement.

Le développement de l'os en longueur et en épaisseur est moindre que celui du côté sain plus abondamment nourri.

Les muscles peuvent subir la dégénérescence graisseuse et scléreuse.

Hâtons-nous de le dire, cette cause de raccourcissement est la moins importante : Elle est même beaucoup moins importante qu'on ne le croit généralement.

Quand le membre malade n'a pas été immobilisé, le raccourcissement du fait de l'atrophie est minime et ne dépasse généralement pas un centimètre et demi.

On pourra voir cependant, par les observations que nous citons à l'appui de notre travail, que chez un de nos malades le raccourcissement du membre occasionné par l'atrophie seule atteint 3 centimètres 1/4.

On a cité des cas où les membres inférieurs étaient réduits à un appendice informe : cela se voit à la suite des mutilations parfois très-étendues de la résection de la hanche, mais presque jamais quand la guérison a été obtenue sans intervention chirurgicale.

L'atrophie porte sur les trois segments du membre inférieur : cuisse, jambe et pied : la mensuration permet de le constater exactement.

On est généralement d'accord pour dire que le fémur est de beaucoup l'os le plus atteint.

Hormis le cas où il est survenu de l'usure ou une destruction partielle de la tête fémorale par la carie tuberculeuse, nous n'avons pas vu qu'il fut sensiblement plus diminué, toutes proportions gardées, que le tibia.

Il est des malades chez lesquels la différence de longueur entre les deux tibias est supérieure à celle qui existe entre les deux fémurs.

Le fémur du côté malade est parfois d'une longueur égale à celle du fémur du côté sain : peut-être parce que le grand trochanter est coiffé de néo-formations osseuses qui en augmentent les dimensions longitudinales.

Dans certains cas, non-seulement les deux fémurs sont égaux, mais celui du côté malade est plus long que l'autre.

Cette assertion ne sera pas facilement acceptée, et beaucoup croiront à une erreur de mensuration ou de diagnostic : dans le cas qui nous est personnel, cette augmentation de longueur a été constatée, et cependant il ne s'agissait pas d'une coxalgie de nature osteo-myélitique, comme nous l'avions pensé tout d'abord en raison précisément de cet allongement paradoxal, mais bien d'une véritable coxo-tuberculose.

C'est là, néanmoins, une infime exception, et il restera toujours vrai que, dans la coxalgie, le fémur du côté malade aura le plus souvent une longueur inférieure à la longueur normale.

Si le fémur n'est pas sensiblement plus atrophié que le tibia, il n'en est plus de même pour le pied. Le volume de pied est diminué dans une proportion beaucoup plus forte que les deux autres segments du membre inférieur. Ainsi il est fréquent d'observer des différences de un centimètre et demi pour le pied, alors qu'on ne constate que des différences de un centimètre pour le fémur.

Cette remarque est intéressante parce qu'elle nous conduit à attribuer, dans l'étiologie de l'atrophie, une action plus importante à l'immobilisation, à la diminution de l'apport sanguin, et à la compression, qu'aux troubles trophiques causés par l'arthrite coxo-fémorale.

2me FACTEUR DU RACCOURCISSEMENT

L'ATTITUDE VICIEUSE

L'attitude vicieuse est caractérisée par la flexion, l'adduction, la rotation en dedans. C'est l'attitude de la 3me période de la coxalgie. La rotation en dedans est quelquefois remplacée par la rotation en dehors : quelquefois aussi la flexion ou l'adduction peuvent être plus accusées que la rotation ou inversement.

Le meilleur moyen d'apprécier la nature, le degré et les variétés de l'attitude vicieuse généralement masquée par l'inclinaison compensatrice de la colonne vertébrale, appelée aussi ensellure, consiste à faire cesser cette inclinaison en redressant le membre malade de façon à rendre la région dorso-lombaire parallèle au plan du lit.

Les agents producteurs de cette attitude vicieuse sont connus et nous n'insisterons pas : mais ce qu'il faut bien mettre en relief, c'est que l'attitude vicieuse peut se produire longtemps après la guérison en apparence parfaite de la coxalgie.

Lorsque la rectitude n'est pas absolue, la chose s'explique aisément : sous la pesée du corps, les liens fibreux articulaires se distendent et la flexion commencée s'accentue davantage.

Lorsque la rectitude est complète, une rupture de l'équilibre normal du corps est nécessaire. Elle peut survenir à la suite de fatigues excessives, d'entorse, de la jointure, de la production d'un embonpoint abdominal exagéré (un cas). Dans ce dernier cas l'attitude vicieuse s'est produite dix ans après la terminaison de la coxalgie : l'embonpoint a amené une flexion qui augmente peu à peu et conduira sûrement le malade à l'impotence.

Le fait qui se détache clairement de nos observations est que les coxalgiques, même guéris, doivent être surveillés pendant de très longues années ou pour mieux dire toujours.

On comprend avec quelle facilité, nous devrions dire avec quelle fatalité, la flexion une fois dessinée augmentera sans cesse jusqu'à ce que, parvenue à un degré extrême, elle ait rendu toute compensation par le rachis absolument impossible ou insuffisante, changé toutes les conditions de la marche, rendu bientôt cette marche et la station debout impossibles et fait du malade un infirme.

Nous avons observé tous les degrés possibles de raccourcissement dûs à l'attitude vicieuse depuis 2 jusqu'à 20 centimètres : quelques uns de nos malades ne pouvaient marcher qu'avec des béquilles, d'autres étaient condamnés au repos absolu au lit, d'autres encore avaient le corps plié en deux, le genou touchant presque le menton. Mais avant d'arriver à ces déviations extrêmes, ils avaient passé par tous les degrés intermédiaires de la flexion combinée à l'adduction.

Le principal facteur du raccourcissement, on le voit, est l'attitude vicieuse. C'est contre elle que doivent être principalement dirigés les efforts de la thérapeutique, et c'est en la corrigeant que l'on obtient les résultats les meilleurs et les plus durables.

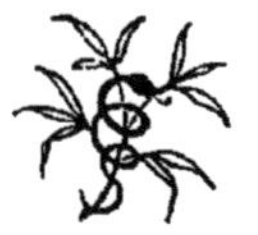

3me FACTEUR DU RACCOURCISSEMENT

LA LUXATION OU SUB-LUXATION

La luxation spontanée iliaque, caractérisée par la présence de la tête fémorale en arrière dans la fosse iliaque externe, est aussi fréquente que les autres sont rares, et pratiquement c'est la seule dont il y ait lieu de s'occuper.

Nous passerons sous silence les autres variétés qui sont de véritables curiosités pathologiques, à savoir : l'obturatrice, la sous-pubienne, la luxation directe en haut, le groupe des luxations inférieures parmi lesquelles la variété ischiatique, enfin la luxation dans le bassin à travers le cotyle, si toutefois on peut donner à cette dernière le nom de luxation.

« Il y a dans la luxation spontanée iliaque trois « degrès qui sont :

« (A) l'empiètement : à un premier degré le fémur « empiète sur le bord du cotyle.

« (B) Le chevauchement : le fémur chevauche et « repose à la fois sur l'ancienne et la nouvelle cavité.

« Ces deux degrès constituent la sub-luxation.

« (C) La luxation vraie : la moins fréquente, dans « laquelle la tête a complètement abandonné le cotyle.

« Il est très difficile d'apprécier sur le malade un
« léger degré d'empiètement des surfaces. L'empiète-
« ment se combine aussi bien avec l'abduction qu'avec
« l'adduction, et le faible raccourcissement auquel on
« pourrait le reconnaitre ne constitue pas un signe
« d'une valeur suffisante.

« Il n'en est plus de même du chevauchement :
« celui-ci donne lieu à un ensemble de signes qui
« peuvent permettre de le distinguer de la luxation
« proprement dite. L'attitude est en général celle de
« l'adduction, et si cette dernière a été précédée d'une
« longue période d'abduction sans que le membre ait
« été soumis à l'extension continue, c'est déjà un signe
« important de probabilité. On doit y joindre un
« raccourcissement réel dépassant un centimètre,
« l'élévation du grand trochanter, la saillie de cette
« éminence. Tous ces signes constituent déjà une forte
« présomption qui se convertit en certitude lorsqu'en
« faisant exécuter des mouvements de flexion à la
« cuisse on ne sent pas la tête du fémur faire saillie
« dans la fosse iliaque. La présence de la tête dans
« cette région est en effet le seul signe décisif de la
« luxation.

« La luxation spontanée iliaque ne diffère du che-
« vauchement que par un seul caractère distinctif : la
« présence de la tête en arrière dans la fosse iliaque.
« On la sent ; elle est mobile au dessus du grand
« trochanter ; l'adduction, la rotation, la saillie et
» l'ascension du grand trochanter, l'étendue du rac-
« courcissement enfin ne sont plus alors que des signes
« auxiliaires.

« Ainsi comprise, la luxation est une complication
« rare. Good avait grandement exagéré sa fréquence
« en affirmant l'avoir observée une fois sur six. Cet
« auteur confondait les deux degrès que nous distin-
« guons. Le siège exact de la tête dans la luxation
« iliaque est variable : il est plus ou moins élevé, plus
« ou moins postérieur. La tête peut se déplacer
« jusqu'à la grande échancrure sciatique. (Lanne-
« longue).

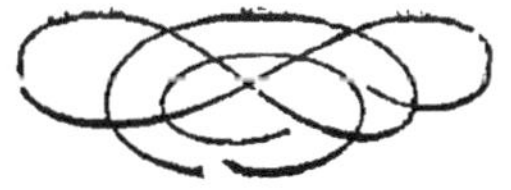

CONDITIONS ANATOMIQUES

QUI FAVORISENT

LA SUB-LUXATION & LA LUXATION

Les lésions qui préparent le déplacement de la tête fémorale sont :

1° L'usure du sourcil cotyloïdien à sa partie postérieure et supérieure. Cette usure du sourcil cotyloïdien survient du fait même du processus tuberculeux qui a envahi la jointure. La cavité cotyloïde peut offrir toutes les altérations. La carie est tantôt superficielle, le plus souvent profonde : elle est plus ou moins déformée et agrandie; quelquefois le fond de la cavité est comme aminci et refoulé du côté du bassin par la tête fémorale ; mais les altérations s'étendent de préférence en dehors et en haut. Quelquefois elle est comblée par du tissu osseux de nouvelle formation.

2° L'ulcération de la tête du fémur et sa déformation. Cette déformation de la tête fémorale peut revêtir tous les degrès depuis la simple érosion du cartilage d'encroûtement jusqu'à la disparition presque complète.

3° La destruction du ligament rond et la perforation de la capsule fibreuse articulaire. La capsule fibreuse articulaire peut présenter des altérations très nombreuses : elle est quelquefois amincie et perforée en plusieurs endroits ; tantôt les éléments fibreux sont dissociés par les fongosités, tantôt au contraire la capsule indurée est rétractée.

Nous signalerons de plus comme cause adjuvante de la luxation l'épaisseur moindre de la capsule à sa partie postérieure et supérieure. Cette disposition anatomique de la capsule est considérée à juste raison comme favorisant la luxation en arrière dans le cas de traumatisme. Il en est de même pour les luxations succédant à des suppurations articulaires.

Dans une de nos observations, on pouvait à volonté remettre la tête dans la cavité cotyloïde ou l'en faire sortir : preuve évidente de la laxité des liens fibreux et de la profondeur de cette cavité articulaire.

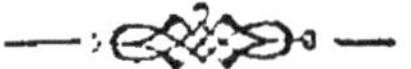

AGENTS

QUI FAVORISENT LA PRODUCTION

DE LA LUXATION

Ces agents sont au nombre de trois :

1° *Le Traumatisme.* — La luxation iliaque produite par le traumatisme est très rare. Nous en possédons cependant une observation dans laquelle la luxation se produisit à la suite d'une chute, alors que le malade commençait à marcher. Le membre malade éprouva de ce fait un raccourcissement immédiat de 3 cent. 1/2

2° *Les Muscles.* — Les muscles abducteurs de la cuisse étant frappés de parésie, conséquence de leur situation immédiate au dessus de l'articulation coxo-fémorale, les muscles adducteurs et fléchisseurs de la cuisse deviennent prédominants et entrainent le membre malade du côté où s'exerce leur action.

3° *La rétraction scléreuse des tissus malades.* — Suite obligée de l'inflammation et de l'immobilisation prolongée, contribue à entrainer la tête fémorale dans la fosse iliaque externe.

ETUDE CLINIQUE DU RACCOURCISSEMENT

Aspect du membre. — La déviation peut ne pas être sensible, même avec une luxation bien nette. Dans un de nos cas, il existait simplement de la rotation en dehors, due à la destruction d'une partie des liens fibreux et de la tête fémorale. Cette dernière avait pu grâce aux altérations qu'elle avait subies, remonter dans la fosse iliaque externe sans entrainer une déviation plus accusée du membre inférieur.

Des cas semblables constituent une infime exception et l'on peut dire qu'en général la luxation s'accompagne de flexion, adduction et rotation en dedans, très rarement en dehors.

Cette dernière variété n'existe pas dans les luxations iliaques d'origine traumatiques. Que la déviation soit plus ou moins accentuée, le membre paraît toujours raccourci.

Aspect de la hanche. — Le bassin est généralement relevé du côté de l'articulation malade ; le pli fessier est placé plus haut que du côté sain ; il en est de même pour le pli de l'aîne, le scrotum ou la grande lèvre. Le pli inguinal est plus profond, le grand trochanter plus saillant, plus en dehors, et le plan horizontal passant par son bord supérieur se trouve plus élevé que celui qui passe par le bord supérieur du grand trochanter du côté sain.

Cette saillie du grand trochanter est très accusée quand le membre est fortement fléchi et porté dans la rotation interne. On voit parfois la saillie de la tête qui se dessine vaguement sous la fesse.

Palpation. — A la palpation on reconnaît nettement le grand trochanter et plus nettement encore la tête fémorale. Il existe parfois des productions osteophytiques qui viennent modifier la forme et les dimensions du grand trochanter. D'autres fois l'empâtement scléreux de la région est tel qu'il ne permet pas d'apprécier le relief de la tête fémorale qui s'y trouve comme enfouie ; mais si le malade a marché, l'extrémité supérieure du fémur se détache presque toujours assez nettement des parties voisines. Elle est souvent le siège de déformations considérables.

Mensuration. — C'est le procédé d'examen le plus précieux, car il permet de juger de la hauteur de la luxation. Nous nous servons pour la mensuration de la ligne Nelaton Roser dont M. le professeur Lannelongue a donné la description suivante : « Ces auteurs ont montré qu'une ligne droite étendue de l'épine iliaque antero-supérieure à la tubérosité de l'ischion passe par le centre du cotyle, tandis que sa partie moyenne correspond au bord supérieur du grand trochanter, le membre étant en demi-flexion. C'est là un point de repère exact, facile à retrouver et d'une grande importance pratique. Dolbeau a fait seulement quelques réserves en ce qui concerne les enfants au dessous de trois ans. Dans le premier âge, le grand trochanter est un peu plus antérieur et il reste

8 à 10 millimètres au dessous de la ligne ílio-ischia-
tique. Plus tard le signe de Nelaton reprend toute sa
valeur. La longueur de la portion du grand trochanter
qui dépasse en haut la ligne de Nelaton-Roser est la
mesure de l'ascension du fémur ; la distance qui
sépare le grand trochanter du milieu de la même
ligne indique le déplacement en avant ou en arrière ;
quelquefois l'empâtement de la région apporte quelque
difficulté à l'application précise de cetie donnée. »

Malgré tout le respect que nous avons pour des
assertions venant de pareilles autorités, la sincérité
nous fait un devoir de dire que chez certains sujets
même jeunes, le grand trochanter dépasse cette ligne
de quelques millimètres. Les nombreuses mensurations
que nous avons pratiquées établissent ce fait d'une
façon certaine : d'où la nécessité de comparer le côté
sain avec le côté malade (1).

---

(1) Le 7 décembre 1891 nous avons fait l'autopsie d'une
fillette de 8 ans, atteinte de coxalgie datant de 9 mois et ayant
succombé à des complications méningitiques. Après avoir dis-
séqué avec soin toute la région de la hanche saine, et mis à nu
l'articulation coxo-fémorale, voici ce que nous avons observé des
rapports réciproques du grand trochanter avec la ligne de
Nelaton : Lorsque la jambe est dans l'extension directe, le grand
trochanter répond, par le point milieu de son bord supérieur, à
la ligne de Nelaton. Son angle postero-supérieur dépasse de
1 centimètre cette ligne, tandis que l'angle antero-supérieur se
trouve à 1 centimètre au dessous. Dans le mouvement de flexion
extrême à angle droit, le bord supérieur du grand trochanter
descend au dessous de la ligne de Nelaton de 1 centimètre 1/2
par son angle antero-supérieur ; tandis que son angle postero-
supérieur affleure cette ligne..
Dans la flexion à 45° (celle dans laquelle on doit examiner
cliniquement) l'angle postero-supérieur reste à un demi centi-

La mensuration permet d'apprécier : 1° la situation du grand trochanter par rapport à la ligne Nélaton-Roser ; 2° la distance qui existe entre le fémur et l'épine iliaque ; 3° la distance entre le fémur et l'ischion.

Mouvements. — Les mouvements dont l'articulation peut-être le siège, sont :

(a) nuls.

(b) exagérés.

(c) obscurs.

(a) **La** transformation scléreuse de tous les tissus peri-articulaires par le processus morbide, peut être

---

mètre au dessus de la ligne de Nelaton et son point milieu se trouve à 4 ou 5 millimètres au dessous.

L'adduction à 80° amène le bord supérieur du grand trochanter à 12 ou 15 millimètres au dessous de la ligne : l'abduction au contraire à 90° fait remonter le bord supérieur à 12 millimètres au dessus de cette même ligne.

Tandis que la rotation interne l'abaisse de 2 ou 3 millimètres au dessous, la rotation externe l'élève à près d'un centimètre au dessus.

Un degré moyen d'abduction et de rotation externe combinés (25 à 30 °) porte le grand trochanter à un centimètre au dessus de la ligne (position de la coxalgie à la deuxième période) ; tandis que la rotation interne combinée à la flexion et à l'adduction (30°) amène le grand trochanter à un centimètre au-dessous (position de la troisième période de coxalgie ; celle que nous observons chez nos malades.

Si donc chez eux nous trouvons, malgré une attitude semblable, le grand trochanter à 3 centimètres au dessus de la ligne Nélaton, nous le trouverions à 5 centimètres si nous le mettions dans une attitude directement opposée. Ceci est important pour ce qui nous concerne, parce que, du moment où nous mettons la jambe dans cette position inverse après l'opération, nous ne devons pas nous étonner si, malgré la correction, nous trouvons, un an ou deux ans après, le grand trochanter à un centimètre au dessus de cette ligne.

assez profonde pour déterminer des adhérences très-étroites et très-solides entre les parties osseuses en contact, et dans ce cas on pourrait croire à une véritable ankylose, bien que l'ankylose vraie n'existe pour ainsi dire jamais dans la coxo-tuberculose.

(b) Dans d'autres cas, on peut faire exécuter à l'articulation, en les exagérant à un très-haut degré, tous les mouvements dont elle est susceptible, flexion, extension, adduction, abduction, rotation en dedans, rotation en dehors. On dit alors que la jambe est folle. Cétte exagération de tous les mouvements est due à un relâchement des liens articulaires avec ou sans disparition de la tête fémorale.

(c) Dans la majeure partie des cas, l'articulation est le siège de mouvements obscurs et très limités. La flexion et l'adduction sont généralement conservées dans une faible mesure ; par contre l'abduction et la rotation en dehors sont le plus souvent impossibles ou très peu étendues.

Nous croyons inutile d'insister sur les causes qui limitent les mouvements de l'articulation ; nous les avons exposées chemin faisant.

La luxation peut-elle exister sans attitude vicieuse ? Le plus souvent, non, bien qu'on puisse concevoir des cas où, la tête fémorale étant détruite, le fémur a pu remonter tout en conservant une attitude correcte. Ce que l'on voit quelquefois à titre exceptionnel, c'est une attitude vicieuse caractérisée par la rotation externe ; par contre une attitude vicieuse peut exister sans luxation ni sub-luxation, mais le fait est très rare.

CHAPITRE II

Traitement de l'attitude vicieuse

Nous arrivons maintenant à la partie de notre travail qui suscitera, nous le craignons du moins, le plus d'objections.

Nous exposerons nos idées sans parti pris, et sans exagérer les résultats. Comme Montaigne en tête de ses Essais, nous pouvons dire : « Ceci est un livre de bonne foi ». Notre but est de faire connaître, de propager une méthode de traitement qui, dans les mains de notre maître M. le Docteur Calot, a produit des résultats inespérés, résultats qu'il nous a été donné de pouvoir constater par nous-même, puisque nous lui avons maintes fois servi d'aide.

Si quelqu'un de nos lecteurs se décide à en faire l'essai, nous lui demandons simplement de se conformer aux indications que nous donnons plus loin et de se rappeler que la persévérance dans les tractions est la première condition du succès.

Le traitement idéal, le plus rationnel, c'est de faire parcourir à l'os déplacé le trajet inverse de celui qu'il a parcouru pour se dévier ; c'est-à-dire de faire rentrer dans la cavité cotyloïde la tête fémorale qui en est sortie, et de l'y fixer à nouveau.

Ce résultat peut-il être obtenu ? Oui : la jointure n'est à peu près jamais ankylosée d'une façon absolue, et l'on arrivera à développer suffisamment les mouvements obscurs dont elle est le siège pourqu'il devienne possible de corriger l'attitude vicieuse.

L'attitude vicieuse succédant à une coxalgie guérie, doit être traitée de même que la flexion succédant à la luxation ou sub-luxation du genou dans la tumeur blanche dont cette articulation est le siège : en un mot il faut réduire la luxation, redresser le membre malade et l'immobiliser dans un appareil plâtré embrassant tout le corps depuis les aisselles jusqu'au pied inclusivement.

Nous admettons volontiers que les deux cas ne sont pas comparables : 1° parce que l'articulation du genou est plus facilement accessible et que nos interventions y peuvent être plus précises et plus complètes, 2° parce que, au genou, l'adaption des deux surfaces osseuses altérées peut se faire exactement : on obtient ainsi une ankylose vraie, ce qui rend le redressement définitif et durable, tandis que pour la hanche il est extrêmement difficile d'arriver à l'ankylose vraie.

On peut néanmoins, par une immobilisation prolongée, provoquer une ankylose fibreuse très-serrée qui rend à peu près impossible par la suite la reproduction du déplacement.

Si l'on peut ainsi obtenir une correction durable, cela ne veut pas dire que l'on ne doive pas pendant longtemps surveiller le malade. N'en est-il pas de même à la suite du redressement du genou quand l'ankylose n'est pas formée ou à la suite de la résection de la hanche ?

Le redressement complet, la correction parfaite du membre est-elle possible sans ténotomie ? La ténotomie n'est pas nécessaire quand les manœuvres sont suffisamment prolongées : on doit d'autant plus chercher à l'éviter, qu'elle n'est pas toujours sans dangers. On n'y a guère recours qu'à la fin de l'opération, quand les manœuvres d'assouplissement ont été insuffisantes, et dans ces conditions, les tissus meurtris par des tractions vigoureuses sont susceptibles de s'infecter facilement. On ne peut d'autre part la pratiquer au début, car on ignore la résistance à laquelle on se heurtera : du reste, au point de vue de l'infection possible, les conditions sont toujours les mêmes, et M. Calot, après l'avoir pratiquée une seule fois, l'a complètement abandonnée, à cause précisément de la difficulté d'assurer une asepsie complète de la peau.

Il est préférable, si le redressement complet ne peut être obtenu dans une seule séance, de ne pas insister, d'immobiliser le malade dans un appareil plâtré pendant quelques semaines et de revenir alors à de nouvelles manœuvres.

Pour soutenir cette opinion, nous ne nous appuyons,

il est vrai, que sur une seule observation, mais elle nous paraît suffisamment démonstrative.

Chez une de nos malades la ténotomie des fléchisseurs avait paru nécessaire pour arriver à un résultat complet. Chez cette enfant, l'antisepsie de la peau n'avait pas été bien faite ; la plaie s'était infectée, et la suppuration survint. Nous devons ajouter que cette malade, transportée pour des raisons particulières un quart d'heure après l'intervention, dans une maison située à une distance de deux kilomètres, avait été mal surveillée et qu'elle avait réussi à glisser la main jusque sur la plaie.

MANUEL OPÉRATOIRE

Le malade préalablement anesthésié, est placé sur une table étroite recouverte d'un matelas dur, le siège affleurant l'extrémité de la table.

Le cloroforme est confié à un aide expérimenté : deux autres maintiennent solidement le bassin couvert d'une épaisse couche d'ouate, en prenant un point d'appui sur l'épine iliaque antéro-supérieure, pendant qu'un troisième fait de la contre extension.

Quand la résolution musculaire est complète, l'opérateur commence par assouplir le plus possible la jointure : il fait exécuter successivement au membre inférieur tous les mouvements dont l'articulation est susceptible, flexion, extension, adduction, abduction, rotation interne, rotation externe, en procédant au début avec douceur et en déployant ensuite une force de plus en plus considérable.

« Ces manœuvres préalables ont pour but et pour
« résultat de rompre progressivement les adhérences
« périphériques et d'isoler ainsi les adhérences cen-
« trales qui seront rompues à leur tour par les
« tractions faites directement dans l'axe du membre.

« Le secret du succès c'est de procéder avec métho-
« de et avec lenteur. Ce n'est parfois qu'après trois
« quarts d'heure d'efforts que l'on arrive à abaisser

« sensiblement le fémur. Dans le dernier temps de
« l'opération, celui ci est porté en abduction et rota-
« tion externe ». (1)

De temps à autre, pendant le cours de l'opération,
toutes les dix minutes environ, on vérifie la situation
exacte du grand trochanter par rapport à la ligne de
Nélaton et l'on peut ainsi se rendre compte du résultat déjà obtenu et du champ qui reste à parcourir. Ce
n'est qu'au bout d'un temps assez long, variable suivant chaque cas, que nous voyons la tête fémorale
descendre. On sera averti par la mensuration du
moment où le résultat poursuivi est obtenu.

A ce propos nous tenons à nous expliquer sur la
signification que nous donnons aux mots luxation
et réduction. De même que nous appelons luxation le
manque de rapports entre la cavité cotyloïde et la tête
fémorale, de même nous entendons par réduction le
retour du grand trochanter au niveau de la ligne de
Nélaton Roser : quand le bord supérieur du grand
trochanter affleure la ligne de Nélaton, nous pouvons
affirmer que la tête fémorale se trouve au niveau de
la cavité cotyloïde.

« Dans nos interventions la durée des manœuvres
« a parfois atteint, mais n'a jamais dépassé une
« heure.

« Si une séance d'une heure ne permet pas d'obtenir
« la réduction, il vaut mieux ne pas insister, condam-
« ner le malade à un repos de deux à trois semaines,

---

(1) Docteur Calot. Congrès français de chirurgie 1892.

« pour revenir alors à de nouvelles manœuvres.

« Immédiatement après la réduction, le malade,
« encore sous le chloroforme, est immobilisé dans un
« appareil plâtré embrassant très étroitement la poi-
« trine, la région lombaire et le membre inférieur
« entier.

« Pendant la dessication de l'appareil, la jambe est
« attirée en bas et portée dans une abduction de 20°
« à 30°, ce qui permet à l'extrémité supérieure du fémur
« de prendre un point d'appui sur la partie inférieure
« de la cavité cotyloïde.

« L'appareil doit être laissé en place pendant au
« moins 8 à 10 mois, souvent un an et plus. L'enle-
« ver plus tôt serait courir au-devant d'une récidive
« certaine.

« Je n'ai observé cette récidive qu'une seule fois chez
« une petite malade à laquelle j'avais fait la ténoto-
« mie : la plaie nécessitant des pansements fréquents,
« j'avais été obligé de supprimer l'appareil. J'ai pu,
« il est vrai, obtenir de nouveau la réduction quel-
« ques jours après et la maintenir cette fois.

« C'est pour cette raison que l'existence d'une
« plaie ou fistule me paraît être une contre-indication
« formelle à l'intervention chirurgicale. Il faut atten-
« dre pour agir que cette plaie soit fermée.

« Echancrer simplement l'appareil pour arriver sur
« la fistule et la panser, est une demi-mesure qui a la
« prétention de tout sauvegarder et ne sauvegarde
« rien ».

Une expérience de trois années n'a fait que confirmer les indications développées par M. Calot au congrès de chirurgie. Le principal facteur du succès c'est la persévérance dans les tractions faites méthodiquement.

Les manœuvres d'assouplissement et de réduction sont très-pénibles et très-fatigantes : quand on les a pratiquées pendant 4 ou 5 minutes consécutives, on ne peut aller au delà. Il faut se reposer ou laisser la place à un aide. Nous insistons à dessein sur la persévérance à apporter dans cet acte opératoire : souvent ce n'est qu'au bout de 40 à 50 minutes et même d'une heure qu'on arrive à obtenir un gain sensible. Quand on a exercé des tractions pendant une demi-heure pour gagner 2 ou 3 centimètres, on est tout disposé à jeter le manche après la cognée et à se dire qu'il est inutile de continuer. C'est une erreur ; le succès n'est obtenu qu'au prix de beaucoup de tenacité ; et il nous est arrivé plusieurs fois de tirer pendant 50 minutes pour gagner 2 ou 3 centimètres, et dans les dix dernières minutes d'obtenir 5 à 6 centimètres et quelquefois davantage.

Nous insistons aussi sur la nécessité d'immobiliser le corps tout entier, sauf le membre sain, depuis l'aisselle jusqu'au pied, dans un appareil plâtré. Cette précaution est indispensable pour maintenir dans une bonne position le membre redressé. La gouttière de Bonnet est insuffisante de même que les autres appareils orthopédiques. L'appareil silicaté demande trop de temps pour sa dessication.

Le malade doit être maintenu sous le chloroforme, jusqu'à ce que l'appareil soit complètement sec. C'est à ce moment seulement qu'on pourra le mettre dans son lit.

CHAPITRE III

Examen des accidents

AUXQUELS PEUT DONNER LIEU LA MÉTHODE PROPOSÉE

et

DISCUSSION DES OBJECTIONS

DONT ELLE EST PASSIBLE

La méthode que nous proposons pour détruire le raccourcissement ou le réduire à son minimum, est passible de plusieurs objections. Nous ne voulons en dissimuler aucune, et nous les développerons en mettant en relief toute leur valeur.

On nous dira : votre méthode est impossible à appliquer ; elle est dangereuse de par les complications immédiates ou éloignées qu'elle peut produire ; elle est infidèle car les résultats ne se maintiendront pas.

Nous allons reprendre successivement ces différentes objections en y faisant les réponses qu'elles comportent.

1° Impossibilité d'appliquer la méthode et d'obtenir

la réduction. L'ankylose ou des adhérences ostéo-fibreuses peuvent s'opposer à la réduction et au redressement du membre, mais, comme nous l'avons déjà dit, l'ankylose osseuse véritable n'existe jamais ou presque jamais. Sous le chloroforme tout au moins on arrive à produire quelques mouvements obscurs et, l'on mobilise très promptement les deux extrémités articulaires. Quand il s'agit de déplacements consé-cutifs à une arthrite coxo-fémorale de nature tubercu-leuse, le défaut de correspondance entre les extrémités articulaires déplacées, s'oppose à la production d'une véritable ankylose osseuse.

Un autre obstacle surgit de la rétraction scléreuse des tissus. C'est justement par les manœuvres d'assou-plissement faites avec douceur, et longtemps prolongées que l'on arrive à vaincre cette rétraction scléreuse qui, jusqu'au moment où elle a disparu, empêche l'extrémité supérieure du fémur de descendre.

Les muscles adducteurs et fléchisseurs de la cuisse opposent également une résistance dont il est parfois difficile de venir à bout. Cette cause de difficultés se confond en partie avec la précédente. On pourrait y remédier par la ténotomie, mais la ténotomie faite au milieu de tissus meurtris par des tractions énergiques peut provoquer des accidents de septicémie parfois très graves, et le docteur Calot y a complètement renoncé. Si le redressement n'est pas obtenu dans une seule séance, il aime mieux attendre quelques semaines et recommencer une nouvelle tentative.

Est-il impossible d'arriver à une adaptation exacte

des surfaces articulaires ? La réponse à cette question est très délicate, vu que nous ne savons jamais exactement dans quel état se trouvent les extrémités osseuses. La tête fémorale peut être usée, déformée ; la cavité cotyloïde peut être agrandie, et le sourcil cotyloïdien avoir en partie ou complètement disparu. Tout ce que nous pouvons dire avec certitude, c'est que, après avoir pratiqué le redressement, les résultats obtenus se maintiennent ainsi que le constatent des observations ayant trois années de date.

2° La méthode est dangereuse de par les complications immédiates ou éloignées qu'elle peut susciter.

Prenons d'abord les complications immédiates :

a) *Chloroforme.* — Il est nécessaire, pour l'administration du chloroforme d'avoir un aide très expérimenté sur lequel on puisse se reposer en toute sécurité. La chloroformisation doit être surveillée de très près. On a depuis longtemps signalé la fréquence des syncopes dans la réduction des luxations d'origine traumatique : les mêmes accidents peuvent se produire lorsqu'il s'agit de luxations spontanées, dont la réduction s'accompagne d'un ébranlement nerveux considérable. Le nerf crural et le nerf sciatique se rétractent comme les autres tissus et, dans les manœuvres de réduction et d'allongement, subissent un tiraillement très-violent qui peut exercer un retentissement fâcheux sur la moëlle et les centres nerveux. On préviendra les accidents de ce genre en administrant le chloroforme goutte à goutte et en surveillant attentivement la respiration, le pouls, la coloration du visage et l'état de la pupille.

b) *Fractures du fémur*. — La friabilité de l'os est un facteur dont il faut tenir compte, et chez trois de nos opérés, nous avons eu des fractures sous-trochantériennes ou sus-condyliennes. Ces fractures sont peu graves, mais elles présentent ce côté défavorable, c'est de ne plus permettre la continuation des manœuvres et de déterminer parfois la formation d'une pseudarthrose qui, au point de vue fonctionnel, ne peut pas soutenir la comparaison avec la rectitude que l'on observe quand le redressement a pu être obtenu par notre procédé. On évitera la fracture de l'os en ayant soin de ne pas prendre de point d'appui sur le bassin et en exerçant des tractions dirigées vers l'opérateur.

c) *Déchirures affectant les différents tissus*. — On pourrait craindre que sous l'influence de tractions énergiques, il ne se produise des déchirures de la peau, des vaisseaux et des nerfs. Nous n'avons jamais observé que des ecchymoses sans gravité. Dans un cas cependant, l'une des ecchymoses ayant soulevé la peau, celle-ci s'est ulcérée contre le bord de l'appareil et cette ulcération a été le point de départ d'un abcès qui s'est guéri rapidement sans que la suppuration se soit propagée à l'articulation.

Etudions maintenant les complications éloignées.

Les complications éloignées peuvent être locales : abcès et atrophie du membre ; ou générales : granulie, tuberculose pulmonaire ou méningée.

(a) *Abcés*. — Nous n'avons jamais observé d'abcès articulaires ou péri-articulaires succédant immédiatement ou dans un laps de temps plus ou moins considérable aux manœuvres de redressement. Cette complication, la plus redoutable de toutes, n'a pas été sans préoccuper sérieusement M. Calot, car c'est la perspective de voir des abcès se former dans la jointure qui, jusqu'à présent, a empêché les chirurgiens d'intervenir.

Nous laisserons la parole à M. Calot, nous reportant à sa communication déjà citée, mais nous ferons observer qu'au moment où il la faisait, les observations dont elle était appuyée n'étaient qu'au nombre de six, alors que maintenant nous en comptons vingt-trois. Pour être absolument véridique, nous ajouterons que deux fois nous avons vu à la suite du redressement, survenir chez deux malades différents, un petit abcès du volume d'une noisette. Ces abcès avaient été provoqués par le frottement de l'appareil au niveau de l'extrémité du pli inguinal, et sont restés superficiels. « Qu'en est-il des dangers formidables dont on a me-
« nacé le chirurgien tenté d'intervenir ? Ces danger ,
« je les ai bien pesés avant d'oser aborder la réduction.

« Ce qui m'a le plus frappé dès le début, c'est de
« voir ceux-là mêmes que la crainte du traumatisme
« pousse à proscrire toute tentative de réduction dans
« le cas de luxation pathologique, ne pas hésiter un
« seul instant à réduire les déviations les plus solides
« et les plus anciennes, à briser l'ankylose en mau-
« vaise position que laisse parfois après elle l'arthrite

« coxo-fémorale, à pratiquer systématiquement comme
« Nélaton père, la rupture du col fémoral, opération
« reconnue du reste exemple de dangers......

« Le traumatisme chirurgical serait-il donc moins
« considérable dans ces pénibles interventions que
« dans le cas de Bonnet dont se réclament les oppo-
« sants, où la réduction fut obtenue, écrit Bonnet,
« immédiatement et sans aucun bruit» ? Je ne pouvais
« logiquement l'admettre.

« Les accidents observés par celui-ci chez sa ma-
« lade reconnaissent une toute autre cause. Si cette
« malade a succombé trois semaines après l'inter-
« vention, c'est qu'elle était déjà à ce moment d'une
« faiblesse extrême, avait de la fièvre continue et des
« eschares très étendues de la région sacrée, et j'ai
« peine à croire que l'intervention, loin d'avoir causé
« sa mort, l'ait même avancée d'un seul jour.

« Si je me permets d'entrer dans ces détails, c'est
« pour légitimer ma conduite, c'est pour qu'aucun de
« vous ne songe à m'adresser le reproche qu'adres-
« sait Malgaigne à Humbert de Morley dont il disait
« qu'il avait abordé ce sujet avec une admirable
« ignorance des dangers qu'il affrontait ».

« C'est ainsi que je me suis cru autorisé à inter-
« venir.

« Le résultat a justifié mes prévisions, et dans au-
« cun cas je n'ai eu à regretter d'avoir osé tenter la
« réduction.

« Dans deux cas, à la vérité, la température est
« montée le soir et le lendemain de l'opération à 38°

« et 39° ; mais dès le surlendemain elle retombait à
« 37° et s'y est maintenue depuis.

« Au début, je n'ai opéré que des coxalgiques
« guéris ; enhardi par ces résultats, j'allais dire cette
« impunité, je suis intervenu trois fois en pleine pé-
« riode active de la coxalgie. Bien plus, dans deux
« cas, mes petits malades étaient porteurs d'abcès par
« congestion assez volumineux, situés sur la face
« antérieure de la cuisse. Deux et trois mois après,
« l'abcès au lieu d'avoir été la source d'une compli
« cation quelconque, s'était complètement résorbé.

b). *Atrophie.* — L'atrophie, due à la compression et
à l'immobilisation du membre malade, est impossible
à éviter, mais nous avons vu que le raccourcissement
qui lui était imputable n'entrait en ligne de compte que
pour un ou deux centimètres et qu'il pouvait être
facilement compensé par une chaussure bien faite.

c). *Granulie, tuberculose pulmonaire ou meningée.*
— Est-il équitable d'attribuer à la méthode que nous
proposons, les complications générales telles que granulie, tuberculose pulmonaire, méningite tuberculeuse,
qui peuvent enlever le malade plus ou moins longtemps après l'intervention ?

Nous ne le croyons pas et voici pour quelles raisons.
Nous ne devons pas oublier que les malades chez lesquels nous pratiquons le redressement, sont en puis-
sance de tuberculose et qu'on ne peut jamais affirmer
que chez eux le foyer tuberculeux est complètement
éteint.

Nous possédons deux observations de malades emportés par la granulie ou la méningite tuberculeuse, l'un deux mois 1/2, l'autre huit mois après le redressement. Si cette fâcheuse terminaison était le fait de l'intervention, elle se fut très probablement produite peu de temps après.

Les opinions émises par M. Verneuil, au sujet de l'influence exercée par le traumatisme sur l'évolution de la tuberculose, ne sont pas partagées par tous les médecins. Nous nous souvenons d'avoir maintes fois entendu notre premier maître, l'éminent et regretté docteur Cazin, chirurgien de l'Hôpital Maritime de Berck, professer cette idée : que l'acte opératoire, en supprimant le foyer tuberculeux, amenait une amélioration rapide de l'état général. M. le professeur Ollier, dans ses écrits, exprime la même manière de voir. Si cette opinion, émise par deux hommes auxquels on ne peut dénier une connaissance très étendue des affections articulaires d'origine tuberculeuse, est vraie lorsqu'il s'agit, par exemple, de résections de la hanche ou du genou, elle doit l'être également pour le cas particulier qui nous occupe. Dans ces deux opérations, en effet, dont le traumatisme est si grave, nous ne sommes jamais absolument certains d'avoir supprimé tout foyer tuberculeux, et, du reste, nous ne savons guère si les vaisseaux ou les lymphatiques de la région ne sont pas infectés.

Si, d'après l'avis des hommes éminents dont nous venons de citer l'opinion, le traumatisme inséparable des résections de la hanche ou du genou n'est pas susceptible d'influencer d'une manière fâcheuse l'état général, à plus forte raison a-t-on le droit de croire qu'il en sera de même pour notre méthode, alors que nous nous interdisons toute intervention sanglante et que nous prenons soin de ne combattre le raccourcissement que quand l'articu'ation ne présente plus de phénomènes inflammatoires.

Les malades chez lesquels nous pratiquons la réduction de la luxation et la correction de l'attitude vicièuse, peuvent être enlevés par des complications pulmonaires ou cérébrales : le fait même de l'intervention ne les met pas à l'abri des infections ultérieures; mais ils pourraient l'être tout aussi bien sans avoir subi aucune manœuvre de redressement, et nous pourrions citer un cas tout récent où, le matin même du jour fixé pour l'opération, l'enfant présenta un peu de fièvre. L'opération fut remise à plus tard, et quelques jours après l'enfant succombait à une méningite tuberculeuse.

Nous pourrions multiplier les exemples de cas analogues, ayant été à même d'en voir un certain nombre. Nous croyons inutile de le faire, un seul suffisant à notre démonstration. Si cet enfant, au lieu d'avoir eu de la fièvre le jour où on se disposait à le redresser, en avait eu le lendemain, on aurait attribué la méningite à l'intervention, ce qui eût été absolument inexact et injuste.

Abordons maintenant la dernière objection que l'on peut faire à notre méthode : on nous dira qu'elle est infidèle et que le résultat ne se maintient pas.

Nous laisserons la parole au docteur Calot :

Dernière objection : l'impossibilité de maintenir la réduction

« La réduction suppose la rupture des liens fibreux
« articulaires. La tête fémorale, dont le volume est
« généralement très réduit, tombée dans une cavité
« cotyloïde agrandie, en sortira au moindre mouve-
« ment du malade.

« Cette récidive s'est produite au troisième jour dans
« le cas de Bonnet.

« Mais les eschares de la malade, écrit Bonnet,
« m'empêchèrent de l'immobiliser dans ma gouttière
« et de la soumettre à l'extension continue.

« J'admets si bien la difficulté de maintenir la réduc-
« tion, que je ne crois même pas à l'efficacité du moyen
« proposé par Bonnet pour en triompher. Je n'ai pu
« y arriver pour mon compte qu'en immobilisant le
« malade immédiatement après la réduction, lorsqu'il
« est encore sous le chloroforme, dans un immense
« appareil plâtré embrassant très étroitement la poi-
« trine, la région lombaire et le membre inférieur tout
« entier.

« Pendant la dessication de l'appareil, la jambe est
« attirée en bas et portée dans une abduction de 20 à
« 30 degrés, ce qui permet à l'extrémité supérieure du
« fémur de prendre un point d'appui sur la partie
« inférieure de la cavité cotyloïde.

« L'appareil doit être laissé en place pendant un ou
« deux mois au minimum.

« L'enlever plus tôt serait courir au devant d'une
« récidive certaine.

« Dans ce court exposé, je ne puis répondre à toutes
« les objections qui me seront faites.

« Mais je veux en retenir une : il n'est pas rare, me
« dira-t-on, de se trouver en présence d'extrémités
« articulaires remaniées et déformées par la maladie
« et dont l'adaptation n'est plus possible.

« Cela est vrai, mais nous répondrons que cette
« adaptation exacte est encore bien moins réalisable
« à la suite d'une résection de la hanche, et tout le
« monde accorde cependant que l'on peut arriver,
« dans ce dernier cas, à un résultat fonctionnel excel-
« lent, si le membre est bien surveillé.

« Combien de temps durera cette surveillance ?
« Cette question se ramène à la suivante : dans com-
« bien de temps les adhérences nouvelles contractées
« par les extrémités articulaires seront-elles suffisam-
« ment résistantes pour maintenir leurs rapports nor-
« maux ? Il est bien difficile de répondre : la réponse
« varie, du reste, avec les sujets.

« Ce que nous pouvons dire à cet égard, c'est que
« deux et trois mois après la réduction, nos malades,
« débarrassés pour un instant de leur appareil, ont pu
« faire quelques pas sans presque de claudication,
« légèrement soutenus par un aide. Mais nous n'avons
« pas osé les laisser complètement en liberté et nous
« les ferons marcher pendant encore quelques mois
« avec un tuteur plâtré et des béquilles.

« Va-t-on nous objecter que cette immobilisation

« prolongée peut conduire les malades à l'ankylose ?
« Loin de craindre l'ankylose, je la considérerais avec
« Verneuil et Ollier, comme la terminaison idéale, en
« ce sens qu'elle assure davantage l'avenir et donne
« au membre malade une solidité plus grande qui
« favorise, plus qu'elle ne gêne, son bon fonctionne-
« ment. Je recherche donc l'ankylose ; malheureuse-
« ment, il est à peu près impossible de l'obtenir ; du
« moins puis-je arriver à une ankylose ostéo-fibreuse
« qui assurera définitivement le maintien de la réduc-
« tion, tout en permettant quelques mouvements obs-
« curs de la jointure, mouvements que je ne ferai rien
« pour développer, je le déclare bien nettement aux
« ankylophodes. »

Nous avons peu de choses à ajouter à ce qu'on vient
de lire. Nous insisterons cependant sur l'absolue nécessité de maintenir l'appareil plâtré pendant un laps de
temps beaucoup plus considérable, et sur l'utilité de
l'enlever de temps à autre, quitte à en remettre un
nouveau, afin de pouvoir se rendre compte de l'état de
la jointure et de la situation du grand trochanter par
rapport à la ligne de Nélaton.

Il n'est pas possible de donner des règles fixes,
immuables, indiquant d'une façon précise le temps
pendant lequel l'appareil doit être conservé. On se
trouve dans l'obligation de tenir compte d'une foule
de considérations parmi lesquelles l'état général du
sujet arrive en première ligne. Nous devons dire,
néanmoins, que le temps nécessaire pour obtenir une
ankylose fibreuse, serrée et solide, est de beaucoup

plus considérable que ne l'indique le docteur Calot dans sa communication. Il faut compter le laisser en place, non pendant un ou deux mois, mais bien pendant huit, dix mois, un an et quelquefois davantage.

Nous ne nous dissimulons pas que c'est là la grosse difficulté. Ce n'est pas toujours une mince besogne que d'obtenir des parents une immobilisation de longue durée, et nous sommes persuadé que, s'il est malheureusement aussi fréquent de voir des coxalgiques avec des raccourcissements aussi considérables, c'est aux parents qu'en remonte en grande partie la responsabilité. Notre devoir, néanmoins, est d'indiquer à quelles conditions, parfois pénibles, la guérison peut être obtenue. La coxalgie et les difformités qu'elle entraîne, étant une source intarissable de tristesse et d'ennui pour ceux qui en sont atteints, il nous semble que rien ne doit être négligé pour arriver à la guérison d'une affection aussi cruelle. C'est au médecin qu'il appartient de faire, sur ce sujet, la lumière dans l'esprit des parents.

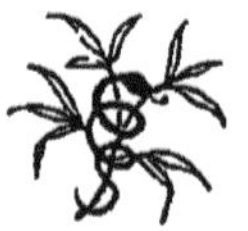

COMPARAISON AVEC L'OSTÉOMIE
SOUS-TROCHANTÉRIENNE

« Il est peu d'ankyloses qui aient autant exercé la sagacité des chirurgiens que l'ankylose coxo-fémorale; il en est peu qui aient fait imaginer des procédés plus ingénieux et plus variés. La section peut porter à des hauteurs différentes, elle peut affecter des formes diverses, elle peut enfin prétendre, par une disposition absolument spéciale, à produire une enarthrose. » (Campenon, thèse d'agrégation 1883)

La méthode que nous proposons peut-elle soutenir la comparaison avec l'osteotomie sous-trochanterienne ?

M. Calot ne l'a jamais faite de propos délibéré, mais nous avons observé trois fois, au cours précisément des opérations de redressement, une fracture du fémur au niveau du col chirurgical. Nous nous trouvions donc, accidentellement il est vrai, en présence d'une véritable osteotomie. Disons-le tout de suite, les résultats n'ont pas été brillants et sont loin d'égaler ceux que nous obtenons par le redressement.

La fracture se produisant, l'opération était terminée. Le fragment supérieur, luxé sur la fosse iliaque externe, restait non réduit, ou bien si la réduction était déjà en partie obtenue, remontait, ne pouvant plus être placé dans une abduction l'obligeant à aller buter par son

extrémité sur la cavité cotyloïde Donc, le raccourcissement produit par la luxation persiste, augmenté du
raccourcissement causé par la fracture. Quand il en
résulte une pseudarthrose, la cuisse soutient mal le
poids du corps et la boiterie est plus accentuée.

Au point de vue de l'efficacité, la correction peut,
suivant nous, être obtenue aussi complète par l'opération du redressement que par l'ostéotomie.

Se maintient-elle aussi bien avec le redressement.

Pour maintenir la correction à la suite du redressement, il faut surveiller le malade pendant un an
au moins, souvent même pendant plusieurs années.

A la suite de l'osteotomie, la consolidation s'étant
faite, la correction paraît devoir se maintenir facilement et indéfiniment, mais, si nous nous en tenons à
notre expérience personnelle, il reste assez souvent
des pseudarthroses troublant le fonctionnement du
membre inférieur et se traduisant par des troubles de
la marche.

En second lieu, s'il existe un danger de récidive de
l'attitude vicieuse après ' le redressement, il n'est pas
supprimé par le fait de l'ostéotomie.

Si la flexion faisait encore des progrès peu avant
l'intervention, il n'y a pas de raison pour que ces
progrès ne continuent pas après l'acte opératoire,
puisque la position de la partie supérieure du fémur
qui supporte le poids du corps par l'intermédiaire du
bassin, n'a pas changé par rapport à l'os iliaque et
reçoit encore ce poids, non pas directement, mais
suivant une ligne oblique : d'où continuation et
accroissement de la déviation.

Cette considération ne s'applique pas, il est vrai, au cas où l'ankylose est complète, mais, nous l'avons déjà dit, elle ne l'est à peu près jamais.

Nous avons parlé de l'osteotomie transversale, mais l'osteotomie oblique, nous dira-t-on, a cet avantage immense sur le redressement, c'est d'amener l'allongement de l'os dans une proportion de 2 à 4 centimètres.

Si la flexion du fémur est tant soit peu accusée, le meilleur moyen de provoquer l'allongement du membre est de le redresser. Le redressement par l'osteotomie provoque la formation d'un angle qui ne peut que diminuer la longueur de la cuisse. Il est certain d'autre part, que le glissement des deux plans obliques des fragments ne peut pas être poussé bien loin sans que l'on s'expose à la non-formation du cal et sans que l'on provoque la production d'une néarthrose. Etant donné que l'on recherche toujours la consolidation, nous ne pensons pas que l'on puisse demander à l'extension un bénéfice supérieur à la perte de longueur qui résulte de la coudure angulaire de l'os.

A ne considérer que la correction de l'attitude vicieuse, nous pensons donc que le redressement peut soutenir hardiment la comparaison avec l'osteotomie. Mais si nous considérons que le redressement peut conduire, simultanément à une correction de l'attitude vicieuse et de la luxation qui est presque constante, c'est à ce mode de traitement que nous devrons donner la préférence sur l'osteotomie.

Si maintenant nous établissons une comparaison

entre les deux opérations au point de vue de la gravité, nous verrons, en nous reportant à la thèse de Campenon, que l'ostéotomie n'est pas sans dangers. Nous n'avons jamais eu de décès à la suite de nos redressements : nous voyons au contraire que, sur 46 osteotomies consignées dans la thèse déjà citée, il y a eu 5 morts (1 de choc — 3 de pyohémie —- 1 d'épuisement) ; nous trouvons de plus :

9 fois de la suppuration,

1 érysipèle périodique

4 hémorrhagies (dont une nécessite la ligature de la crurale)

4 fois des séquestres

17 fois guérison sans complication

6 fois guérison (sans détail)

Soit une proportion de 10,8 de mort pour cent

« La gravité de l'ostéotomie pour ankylose de la hanche est donc évidente ».

Nous devons faire remarquer que la statistique ci-dessus s'applique à des opérations pratiquées à une époque où l'antisepsie était complètement inconnue ; et nous admettons volontiers qu'en raison des progrès accomplis, l'ostéotomie ne présentera plus un pronostic aussi sérieux.

OBSERVATION I

Fillette de treize ans. Coxalgie gauche suppurée. — Le début de la coxalgie remonte à l'âge de 6 ans. A eu de nombreux abcès; le dernier n'est fermé que depuis cinq semaines.

Le raccourcissement total mesurait 15 centimètres dont 3 centimètres 1[2 seulement étaient dus à la luxation, 1 centim. 1[2 à l'atrophie du fémur et du tibia, et le reste, soit 10 centimètres, à l'attitude vicieuse. Le grand trochanter est situé à 3 centimètres 1[2 au dessus de la ligne de Nélaton-Roser On sent mal la tête irrégulière et petite sous les fessiers. Quelques mouvements J'ignore à quelle da'e précise s'est produite la luxation. Elle existait déjà lorsque la petite malade a été envoyée à Berck, c'est à-dire il y a dix mois.

La marche est impossible si ce n'est avec l'aide de béquilles.

Opération le 3 février. — Narcose jusqu'à la résolution complète. Manœuvres d'assouplissement. Tractions très vigoureuses mais très méthodiques. Ce n'est qu'après vingt-cinq minutes d'efforts continus que je sens l'extrémité supérieure du fémur s'abaisser légèrement.

Je continue les tractions, le fémur s'abaisse lentement. Le grand trochanter n'est plus qu'à 1 centimètre de la ligne de Nélaton, la tête s'est rapprochée du bord de la cavité cotyloïde, mais à partir de ce moment, malgré mes effor's, je n'obtiens plus rien.

Les adducteurs ne sont pas tendus, mais les fléchisseurs résistent. Ténotomie des fléchisseurs. La réduction est immédiatement obtenue.

Immobilisation dans l'appareil plâtré.

La rentrée de la tête dans la cavité cotyloïde s'est faite avec un bruit sec (le bruit sec caractéristique de la réduction des luxations) qui ne pouvait laisser le moindre doute sur l'existence d'une cavité cotyloïde suffisante pour embrasser ou tout au moins recevoir la tête du fémur.

J'insiste sur cette constatation, parcequ'on a prétendu que dans les cas de luxations anciennes, la cavité cotyloïde devait être comblée et que la tête fémorale devait y avoir perdu droit de domicile.

Dans le cas présent, le doute n'était pas permis. L'on pouvait à volonté retirer la tête de la cavité, c'est-à-dire reproduire la luxation, ou l'y remettre ; la luxation se produisait dans la flexion et l'adduction sous l'influence d'une légère poussée imprimée au genou. Elle se réduisait par le mouvement inverse aidé d'une vigoureuse traction.

Cette démonstration était faite dès le jour de l'opération. Nous avons pu la refaire dans les jours qui ont suivi ; car dès que le pansement a été enlevé, au sixième jour, la luxation s'est reproduite : séance tenante, j'ai pu la réduire à nouveau.

Le déboitement s'est reproduit de nouveau au pansement qui a suivi, et la réduction a été faite très facilement.

Cette démonstration a pu être faite encore plus évidente un an après, puisque, la suppuration continuant toujours, nous avons été malheureusement obligés de faire la résection de la hanche. Nous avons trouvé une tête fémorale et une cavité cotyloïde encore existantes.

Réflexions. — Contrairement à ce que nous avions espéré, nous avons été finalement obligés dans ce cas d'en venir à la résection de la hanche.

Mais ce n'est pas aux manœuvres, c'est à une faute d'antisepsie qui nous est imputable, que sont dues les complications qui sont survenues dans ce cas.

Nous n'avons plus fait de ténotomie et nous n'avons jamais observé depuis, pareil accident.

Ajoutons que la résection a laissé une jambe qui est de 7 centimètres 1⁄2 seulement plus courte que l'autre : le raccourcissement primitif étant de 15 centimètres, c'est donc un bénéfice de 7 centimètres 1⁄2 d'allongement qui résultera finalement pour cette malade des multiples et douloureuses interventions auxquelles elle a été soumise.

Dr CALOT

OBSERVATION II

S. Georges (Hôpital de Rothschild) petit garçon de 6 ans 1/2. Coxalgie droite avec abcès par congestion de la grosseur du poing. La maladie date d'un an et demi, la luxation de 6 mois. Le grand trochanter est à 4 centimètres au-dessus de la ligne de Nélaton. La tête fémorale est masquée par la présence de fongosités dans la fosse ilaque externe et l'on en saisit difficilement les contours.

Opération le 4 Février. — Tractions vigoureuses ; à la quarantième minute la réduction est obtenue ; la sensation de ressaut est à peine appéciable. Le raccourcissement qui mesurait près de 5 centimètres est réduit à un demi centimètre. Immobilisation.

Quelques douleurs dans la journée ; mais la température reste normale.

L'appareil est enlevé le trois mars. La réduction s'est maintenue parfaitement.

Il n'y a plus de fongosités au niveau de la jointure. La collection purulente signalée est réduite de plus de moitié. L'on applique un nouvel appareil.

15 Avril. — Il n'y a plus de traces d'abcès. La réduction est parfaite. L'enfant peut faire quelques pas en boîtant légèrement, et dès qu'il aura repris l'habitude de la marche, cette boîterie disparaîtra certainement. Au lieu de le laisser en liberté, nous l'immobilisons encore à l'aide d'un tuteur plâtré.

Cinq mois et demi après l'opération, l'enfant fut pris, un beau matin, de vomissements : l'on crut à une indigestion, mais les vomissements persistèrent pendant plusieurs jours en même temps que le petit malade accusait une céphalalgie grave. Bientôt arrivait du strabisme, puis une constipation opiniâtre des irrégularités du pouls : nous n'en pouvions douter, c'était un début de méningite vraie. Le malade fut renvoyé à Paris dans sa famille où il succombait 15 jours après. L'autopsie n'a pas pu être faite malheureusement.

L'opération a-t-elle été pour quelque chose dans l'éclosion de cette méningite ?

A noter.

1° Que dans le cas particulier, les tractions n'avaient pas été très-vigoureuses et n'avaient pas dépassé une durée de 35 minutes.

2° Que l'enfant avait déjà présenté, à plusieurs reprises, au dire de la mère des symptômes de congestion cérébrale. (Il aurait même, d'après elle, guéri de plusieurs méningites ?)

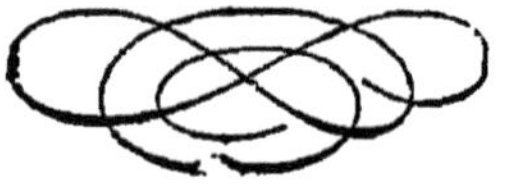

OBSERVATION III

F..., Raymonde, 6 ans (hôpital de Rothschild) : *coxalgie gauche suppurée*, qui date de plus de trois ans.

Au moment où nous avons pris le service à l'hôpital de Rothschild, l'enfant présentait un raccourcissement très notable : 9 centimètres 1/2, dus surtout à la luxation du fémur sur la fosse iliaque (le grand trochanter passe à 4 centimètres au-dessus de la ligne de Nélaton) et à l'attitude vicieuse du membre : flexion avec adduction et rotation interne.

L'atrophie du fémur et du tibia est peu marquée : elle atteint à peine 8 millimètres.

Sur la face antéro-postérieure de la cuisse, au niveau du tiers supérieur, l'on perçoit une collection purulente du volume d'une orange ; malgré la présence de cet abcès, j'ai tenté la correction de la déviation.

Opération le 5 février.— Après 50 minutes de tractions vigoureuses, la tête fémorale a été conduite assez près de l'ancienne cavité cotyloïde. Le grand trochanter n'est plus qu'à 1 cent. 1/2 de la ligne de Nélaton.

Mais à partir de ce moment, je ne gagne plus rien sur la luxation. L'attitude vicieuse est complètement corrigée. Ne voulant pas, n'osant pas prolonger davantage la séance, à cause de l'abcès par congestion signalé, je me décide à remettre à une prochaine opération, de nouvelles manœuvres de réduction.

En somme le résultat obtenu peut être déjà considéré comme satisfaisant, puisque le raccourcissement total n'est plus que de 2 centimètres au lieu de 9 centim. 1/2.

Immobilisation. Douleurs vives dans l'après-midi, dans la soirée et dans la journée du lendemain. Pendant les deux premiers jours, 38° dans la soirée. Le surlendemain, la température descend à 37° et s'y maintient.

18 février. — On enlève l'appareil : chose inattendue, l'abcès est complètement résorbé. L'enfant est endormi de nouveau. Nouvelles manœuvres de réduction. Cette fois, le grand trochanter est abaissé jusqu'au niveau de la ligne de Nélaton. Nouvel appareil.

Un an après, l'abcès par congestion dont nous avons parlé reparaissait, menaçant biéntôt d'ulcérer et de crever la peau. Nous l'avons ouvert largement et nous avons trouvé un fin trajet conduisant dans la cavité articulaire.

Avivement des parois de l'abcès et curettage du diverticulum. Réunion immédiate sans drain. Succès complet.

Voici dans quel état se trouvait cette enfant deux ans après l'opération :

Attitude d'une correction parfaite. La marche est possible sans appui ni appareil et la petite malade ne boîte pas. Le raccourcissement total mesure 14 millimètres seulement, dont 8 à 9 millimètres sont dus à l'atrophie du squelette et 5 millimètres à l'ascension du fémur au-dessus de la ligne de Nélaton.

Voilà donc encore un cas où la correction de la luxation s'est maintenue à peu près parfaite. Le grand trochanter qui était primitivement au-dessus de la ligne de Nélaton, ne dépasse plus cette ligne que de 5 millimètres.

Nous avons encore revu la malade 2 ans 1/2 après l'opération, et la correction se maintenait, malgré la liberté du membre et la marche.

Il me semble qu'on peut considérer cette correction comme définitive.

Cette observation, nous l'avouons, est l'une de nos plus concluantes, en raison de l'ancienneté de l'intervention et de la perfection du résu'tat. (Dr Calot.)

OBSERVATION IV

Fillette de sept ans. Coxalgie droite suppurée datant de quatre ans ; la dernière fistule s'est fermée il y a seulement douze jours. La luxation existait déjà au moment où j'ai vu la malade pour la première fois, il y a onze mois. Le grand trochanter est à 3 centimètres et demi au dessus de la ligne de Nélaton.

Opération le 23 février L'extrémité supérieure du fémur ne se laisse abaisser qu'après vingt minutes de tractions énergiques, Réduction à la vingt-cinquième minute. Immobilisation. Ni douleurs, ni fièvre dans les jours qui suivent.

12 avril. L'enfant, débarrassée de son appareil, marche sans boiter. Raccourcissement de un demi-centimètre. La réduction s'est maintenue parfaitement.

27 mai 1892. L'appareil est enlevé ; quelques mouvements dans la jointure, pas de craquements, pas de douleurs. Le grand trochanter est à un centimètre au dessus de la ligne de Nélaton, mais du côté sain, il se trouve à un demi centimètre au dessus de cette même ligne. Le membre malade est d'un centimètre plus court que le membre sain. Nouvel appareil plâtré

18 mars 1893. L'enfant va très bien ; les mouvements de la hanche sont libres et non douloureux. On permet la marche sans appareil.

Novembre 1893 On fait coucher l'enfant à cause de douleurs qui sont survenues au niveau de la hanche ainsi que de la claudication manifeste : pas d'empâtement ; les mouvements étendus sont un peu douloureux.

25 décembre 1893. Plus de douleurs, l'enfant marche bien, n'a qu'une légère claudication. Elle paraît complètement guérie. Gardera encore le repos quelque temps.

2 mars 1894 La marche est absolument correcte ; le volume du membre est toujours sensiblement égal à celui de la jambe saine. Le raccourcissement ne dépasse pas un demi-centimètre. Le grand trochanter ne se trouve qu'à 8 millimètres au dessus de la ligne de Nélaton. On ne sent plus les saillies osseuses dans la fosse iliaque. Les vestiges de la tête se trouvent situés dans la profondeur de la cavité cotyloïde.

Mensurations. — Membre gauche, 0,61.

Membre droit, 0,59.

Longueur du fémur gauche (du trochanter au bord externe du ligament rotulien) 0^m 32 1/2 .

Longueur du fémur droit 0^m 31 1/2.

Tibia gauche 0,27.

Tibia droit 0,26 1/2.

Fonctionnement du membre. — Flexion spontanée mesure 60°. Flexion communiquée 80°. Extension complète. Adduction spontanée 40°. Abduction spontanée 25 à 30°. Pas d'ensellure. Sensibilité douloureuse à la pression de la branche horizontale du pubis et de la tête fémorale.

7 mars 1894. Exeat. L'enfant peut marcher, courir sans douleur. Elle conserve dans la marche un très léger balancement, si léger qu'il passe inaperçu pour toutes les personnes qui ne l'examinent pas très longuement et de très près.

Ce résultat, le plus beau certainement de tous ceux que nous avons obtenus puisque l'enfant ne boite plus, est d'autant plus saisissant qu'il s'agissait d'une coxalgie suppurée, restée fistuleuse pendant plusieures années.

Cette suppuration si ancienne n'était tarie que depuis 8 jours, au moment de l'intervention. On l'a vu, non seulement les suites de l'opération ont été des plus bénignes, mais encore le résultat final a été parfait.

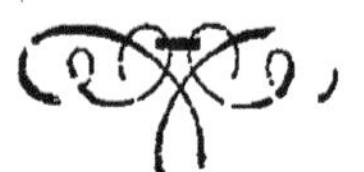

OBSERVATION V

Louise T... âgée de 10 ans. Pas d'antécédents héréditaires. Coxalgie droite, ayant débuté à l'âge de six ans, Est restée pendant deux ans sans traitement bien rigoureux : gardant le repos de temps à autre, pendant une dizaine de jours, puis reprenant sa liberté entière et la permission de marcher.

Elle avait 8 ans lorsque le docteur Cazin a été appelé à lui donner des soins. Il a découvert un abcès, mesurant déjà le volume du poing, sur la face externe de la cuisse : ponctions, injections d'éther iodoformé, guérison après ouverture large de la cavité de l'abcès par sphacèle de la peau, ce sphacèle étant dû à la trop violente distension amenée par l'expansion des vapeurs d'éther.

La malade a guéri de ces accidents après un traitement de 3 mois qui a nécessité son repos au lit.

Lorsque la cicatrisation de la peau a été complète, l'enfant a été autorisée à marcher à l'aide d'un grand appareil silicaté.

Quand je l'ai vue pour la première fois, en janvier 1892, la fillette avait cet appareil.

Sa coxalgie paraissait guérie, mais elle avait un raccourcissement de 5 centimètres qui la faisait boîter d'une façon fort disgracieuse. L'atrophie du fémur et du tibia ne dépassait pas 1/2 centimètre pour chacun de ces os : ce raccourcissement était dû dans la proportion de 4 centimètres, à l'attitude vicieuse et à la sub-luxation du fémur sur l'os iliaque : ces deux facteurs ayant une valeur égale.

A signaler comme particularité clinique, la rotation de la jambe en dehors, malgré que l'extrémité supérieure du fémur se trouvât à égale distance de l'épine iliaque et de l'ischion.

Opération le 16 juin 1892. Après l'intervention, la correction est parfaite à 1 centimètre près (la valeur de l'atrophie). Suites de l'opération très bénignes, température normale. Douleurs presque nulles.

Un an après l'opération (en mai 1893) le raccourcissement du membre mesurait 1 centimètre 1/2. L'os était remonté de 5 millimètres au-dessus de la ligne de Nélaton.

Actuellement, 2 ans 1/2 après, l'enfant marche correctement avec une chaussure qui mesure 2 centimètres au talon. Il existe, en effet, un raccourcissement de 2 centimètres 1/2. Si l'atrophie représente 1 centimètre 1/2, ce qui reste de ce raccourcissement, encore 1 centimètre 1/4, est dû à l'ascension du fémur.

Donc, malgré l'abduction, malgré l'immobilisation prolongée (1 an 1/2), l'extrémité supérieure du fémur a pu remonter, mais il n'est remonté que de 1 centimètre 1/4, et il ne remontera, je crois, pas davantage, car l'enfant marche, depuis près d'un an déjà, sans appui d'aucune sorte, et le fémur est solidement fixé à l'os iliaque.

Cependant cette ankylose fibreuse serrée qui s'est faite ici, n'exclut pas la possibilité de quelques mouvements spontanés de la jambe. Ceux-ci mesurent de 25 à 30°, à l'exception de l'abduction qui ne dépasse pas 15° ; ils sont suffisants pour permettre à la malade de s'asseoir sans difficulté et sans fatigue.

Cette observation, l'une des plus anciennes, nous révèle au premier examen, un bénéfice moindre que les autres. Cela devait être : le raccourcissement primitif n'était que de 5 centimètres, l'atrophie mesurait 1 centimètre ; nous n'avions de prise que sur les 4 centimètres restants. De ces 4 centimètres, en supprimer trois (je parle de la correction qui s'est maintenue après 2 ans 1/2 dont une année de marche) est, ce me semble, encourageant. Malheureusement l'atrophie a encore augmenté dans ces deux ans 1/2, de 5 millimètres. La différence entre les deux membres inférieurs reste donc de 2 centimètres 1/2. Mais que serait-il à l'heure actuelle, si l'opération n'avait pas fait cesser cette attitude vicieuse qui ne pouvait que s'accentuer de plus en plus si elle avait été abandonnée à elle-même.

En réalité donc, cette observation est l'une des plus probantes puisqu'elle témoigne du maintien presque intégral de la correction de la luxation, 2 ans 1/2 après l'opération. (Dr Calot.)

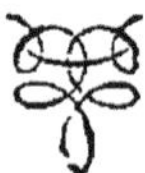

OBSERVATION VI

V..., Léon, 7 ans au moment de l'intervention ; opéré en septembre 1892.

Coxalgie gauche ayant débuté il y a trois ans. L'enfant n'a jamais été immobilisé : en réalité il n'a pas suivi de traitement ; a marché sans arrêter un seul jour.

Un an après le début de la maladie, apparaissait le raccourcissement qui a toujours augmenté depuis, et actuellement l'enfant se trouve, à cause de l'étendue de son raccourcissement dans l'impossibilité absolue de marcher sans béquilles.

Examen. — La flexion de la cuisse, lorsqu'on fait disparaître l'ensellure lombaire, atteint 45 à 50° ; la malléole interne vient se mettre au contact de la partie supérieure du mollet droit.

La valeur totale du raccourcissement est de 11 centimètres.

L'atrophie du fémur et du tibia réunis mesure 1 centimètre.

Le bord supérieur du grand trochanter est à 5 centimètres au-dessus de la ligne de Nélaton : c'est donc un raccourcissement de 5 centimètres qui reviendrait à la flexion et à l'adduction du fémur.

La palpation permet de sentir la tête fémorale dans la fosse iliaque externe ; cette tête présente un contour irrégulier, elle est légèrement aplatie. On peut imprimer quelques mouvements (10° à 12°) aux deux leviers articulaires.

Opération du 4 Septembre 1892 — Par la méthode ordinaire. Après 20 minutes de manœuvres d'assouplissement, nous sommes parvenus à corriger complètement l'attitude vicieuse. L'on a commencé ensuite les tractions directes pour agir sur la luxation. Après 5 minutes de traction sans résultat, j'ai cédé la place pour un instant, comme je le fais généralement, à un de mes internes ; celui-ci prend un point d'appui sur le bassin pour faire descendre le fémur et au même instant l'os se brisait au niveau de la région sous-trochantérienne.

L'opération ne pouvait pas être terminée. Nous avons immobilisé le bassin et le membre inférieur immédiatement dans un appareil plâtré, avec le regret de ne pas pouvoir corriger même partiellement la luxation du fémur, haute de cinq centimètres.

2e appareil au 6e mois. 3e appareil au 12e mois.

Examen de l'enfant, 19 mois 1/2 après l'opération : l'enfant marche avec une très-légère boiterie, sans appareil et sans appui : mais sa démarche devient disgracieuse lorsqu'il ne se surveille pas.

Nous lui avons fait construire une chaussure spéciale ayant une hauteur de 3 centimètres au talon et de 1 centimètre à la pointe : elle suffit grâce à une légère inclinaison du bassin qui s'est produite spontanément.

L'attitude de la jambe est d'une correction parfaite et son diamètre est sensiblement le même que celui du côté sain.

Mensuration.

Membre, en dedans, côté sain   63 centimètres) différence de
   —   —   côté malade 57 centimètres) 6 centimètres
   —   en dehors, côté sain   64 centim. 1/2
   —   —   côté malade 58 centim. 1/2
Tibias,   —   côté sain   29 centimètres
   —   —   côté malade 28 centim. 1/2
Fémurs,   —   côté sain   31 centim. 1/2
   —   —   côté malade 31 centimètres
Pieds   —   côté sain   19 centimètres
   —   —   côté malade 17 centim. 1/2

Le bord supérieur du grand trochanter dépasse la ligne de Nélaton de 5 centimètres.

Le membre inférieur se meut assez librement sur le bassin : mais ces mouvements se passent au niveau du siège de la fracture qui ne s'est pas consolidée et se trouve remplacée par une néarthrose.

J'ai revu cet enfant 26 mois après l'opération. Sa démarche s'est encore améliorée, mais je lui ai commandé une chaussure un peu plus haute que la première.

Réflexions. — Cet enfant avait un raccourcissement de 11 centimètres, et il garde plus de 2 ans après l'opération, lorsqu'il marche depuis un an, un raccourcissement de 6 centimètres. Le résultat n'est pas bon : le bénéfice représente la moitié de celui que nous attendions. Pourquoi ? Sinon à cause de la fracture sous-trochantérienne qui s'est produite et nous a mis dans l'impossibilité de corriger la luxation.

Par ce fait, se trouve mise en relief l'infériorité de l'ostéotomie comme méthode de traitement des difformités que nous avons en vue dans cette thèse.

L'ostéotomie que nous avons faite dans ce cas, accidentellement, n'a corrigé que l'attitude vicieuse. La méthode que nous proposons, en agissant encore sur la luxation, nous aurait valu un bénéfice sensiblement double du précédent, en supposant même que le fémur fût remonté dans la suite de un à deux centimètres, ce qui est la perte moyenne.

OBSERVATION VII

F..., Charles (hôtel du Nord), opéré le 4 octobre 1892 pour une coxalgie guérie en mauvaise position avec un raccourcissement de 17 centimètres. La coxalgie avait commencé à l'âge de 8 ans. Elle avait été traitée par l'immobilisation dans une gouttière pendant 4 mois

La coxalgie parut guérie durant l'espace de 4 années; le malade marchait en boîtant légèrement. A 13 ans, rechute. Remis en gouttière; venu à Berck pour consulter M. Cazin en septembre 1890. Il est resté encore en gouttière 4 mois. Appareil silicaté.

A la fin de 1891, chorée à forme grave avec retentissement dans l'état général; perte de forces.

L'enfant. indocile, avait abandonné l'appareil depuis plusieurs mois, et l'approche du médecin le mettait dans un tel état d'énervement, qu'on ne put pas appliquer d'appareil. Il faut ajouter qu'en raison de son affaiblissement général dû à sa chorée, on fut dans la nécessité de sacrifier l'état local à l'état général. Lorsqu'il fut guéri de sa chorée au cinquième mois, grâce à l'arsenic donné à haute dose, on put intervenir. On fut obligé de le chloroformiser par surprise; on constata que le raccourcissement mesurait 17 centimètres, résultats de trois facteurs : 1° Atrophie du membre malade (1 centimètre 1/2); 2° Déviation très accentuée caractérisée par flexion à angle droit et adduction portant le genou malade sur le milieu de la cuisse saine; 3° ascension de l'extrémité supérieure du fémur (5 centimètres 1/2) au-dessus de la ligne de Nélaton.

De ces trois facteurs, le deuxième était le plus important et c'est lui qui donne surtout de la valeur au résultat obtenu.

Séance de réduction longue, pénible (1 heure 1/4).

La correction, sitôt l'opération finie, paraissait parfaite. Le grand trochanter répondait à la ligne de Nélaton. Appareil plâtré, lequel a été défait au 6° mois, avec, au début, un peu de réaction inflammatoire; pendant les 14 jours qui ont suivi l'opération 38° le matin, 39° le soir.

Le degré et la persistance de cette fièvre m'avaient inspiré les plus vives inquiétudes sur l'état de la jointure redressée.

Au 14e jour la fièvre est tombée en même temps qu'apparaissaient au niveau de l'extrémité externe du pli inguinal quelques gouttes de pus. Le frottement du bord interne de l'appareil sur un épanchement sanguin qui s'était produit là au cours de l'opération. avait amené une ulcération cutanée par laquelle se vidait cette collection devenue purulente. L'abcès était sous-cutané et s'est cicatrisé, après huit jours environ, sous un pansement antiseptique. La fièvre n'a pas reparu depuis.

A signaler encore que sous l'influence des manœuvres de traction, il s'est produit un craquement (fissure) de la peau en plusieurs endroits, là où elle était le plus retractée, au niveau de la partie interne du pli inguinal.

Nouvel appareil plâtré conservé 6 mois 1/2.

Appareil silicaté qu'il a encore.

25 *mai 1894*. — Examen : attitude parfaitement correcte; pas d'ensellure. La jambe est dans l'adduction légère. Il est difficile de mettre les épines iliaques au même niveau; la différence de hauteur des deux épines est de 1 centimètre 1/2.

Mensurations au moment de la réduction ;

Longueur totale du membre malade (droit), 79 cm.   } côté
  —   —   — sain   82 cm. 1/4 } externe.

Longueur totale du membre malade,   78 cm.   { côté
  —   —   — sain,   81 cm. 1/2 { interne.

Long^r des fémurs (du grand trochanter { membre malade, 41 cm·
  à l'interligne articulaire du genou). }   — sain,   41 cm.

L'absence de différence de longueur doit tenir à la coiffe ostéofibreuse qui recouvre le fémur.

Longueur des tibias : membre malade,   35 cm.
   —   — membre sain,   36 cm.
Longueur des pieds : membre sain,   21 cm.
   —   — membre malade,   19 cm. 1/2.
Grosseur des cuisses :
  Au-dessus de la rotule, membre malade,   25 cm. 1/2
    —   — membre sain,   28 cm.
  Au milieu   — membre malade,   27 cm.
    —   — membre sain,   35 cm.
  A la racine   — membre malade,   31 cm.
    —   — membre sain,   33 cm.

Mouvements : de flexion, d'abduction, d'adduction 20°, pas de douleurs. Le grand trochanter, sur le décubitus gauche, se trouve à 2 centimètres au dessus de la ligne de Nélaton. Du côté sain, le grand trochanter affleure cette ligne.

Marche à peu près complètement correcte. Chaussure de 3 centimètres au talon. On pense que la légère boiterie disparaîtra en exhaussant le talon de 1 centimètre en plus. Toutefois, on conseille de marcher très peu, de ne pas se fatiguer en commençant.

Réflexions. — C'est l'une de nos plus belles guérisons. Cet enfant était horriblement difforme, sa jambe malade se raccourcissait chaque jour davantage, et lorsqu'il essayait de marcher sans béquilles, il n'y pouvait arriver qu'au prix d'une inflexion énorme de la colonne vertébrale et du tronc, et d'une boiterie qui transformait la marche en une série de petits sauts. Le moment n'était pas éloigné où l'enfant serait réduit à l'impuissance complète.

Cette difformité et cette claudication valaient au petit malade la pitié de tous ceux qui le voyaient.

Actuellement, il marche avec simplement un léger balancement lorsqu'il s'appuie sur la jambe autrefois malade.

OBSERVATION VIII

G... Charles, 9 ans 1/2. A 4 ans 1/2, malade. Vu un mois après par M. Cazin qui diagnostiqua une coxalgie et le mit dans un appareil silicaté où il resta environ un an.

Le docteur Cazin étant malade, l'enfant fut envoyé au docteur St-Germain (de Paris).

Sur ces entrefaites, des abcès s'ouvrirent à l'extérieur. De nouveau il fut envoyé à Paris, chez le docteur Lannelongue où il resta 6 mois environ, au repos et à l'extension continue. Il fut retiré de chez Lannelongue, où il empirait et fut laissé en liberté entière, malgré ses abcès, pendant un an 1/2.

Il fut confié à M. Calot en janvier 1893. L'enfant présentait une difformité très marquée. Le raccourcissement mesurait 9 centimètres, dont 4 centimètres 1/2 étaient dus à l'élévation de la tête, au dessus de la ligne de Nélaton ; le reste était dû à la flexion, adduction et rotation interne.

Il fut opéré au dispensaire, le 7 février 1893. Redressement et réduction par traction, les abcès étant seulement taris depuis 15 jours. La durée des manœuvres a été d'une heure 10 minutes: mais la réduction a paru complète, non pas certes qu'il y eût emboitement d'une tête fémorale dans une cavité cotyloïde. Les lésions ont trop profondément modifié les tissus pour qu'une réduction dans ce sens là soit presque jamais possible. Mais les deux membres inférieurs avaient la même longueur (les deux épines iliaques antérieure et supérieure étant placées sur le même plan) et le bord supérieur du grand trochanter répondait à la ligne de Nélaton.

3 mai 1893. — L'enfant ne marche encore qu'avec un appareil. Il y a de l'hésitation dans la marche, mais pas de boiterie vraie.

Examen dans le décubitus dorsal :

L'attitude est parfaite. Pas d'ensellure.

Longueur du membre inférieur : côté sain, 63^{cm}1/2) mais il y a une lé-
côté malade, 62^{cm}1/2) gère inclinaison compensatrice du bassin.

Long^r des fémurs : côté sain 33 cent. }du grand trochanter à
               côté malade 33 cent. }l'interligne articulaire
                                  }du genou

— des tibias : côté sain 28 cent. } de l'interligne à la
             côté malade 28 cent. } malléole interne

Le bord supérieur du grand trochanter dépasse la ligne de Nélaton de 2 centimètres, mais du côté sain, il la dépasse de 1 centimètre ; donc différence, 1 centimètre.

Grosseur des cuisses au dessus de la rotule, côté sain, 22 cent. 1/2
                                   côté malade, 20 cent. 1/4
        à la partie moyenne   côté sain, 27 cent.
                                   côté malade, 24 cent.
        à la racine   côté sain, 30 cent. 1/2
                                   côté malade, 28 cent. 1/2

La rotation est tout-à-fait corrigée, ainsi que les mouvements. L'exploration ne révèle pas de douleurs. La flexion mesure 30°. L'abduction et l'adduction, 25°. L'extension est complète. L'enfant marche et court avec son appareil sans aucune surveillance

6 Juillet. — On constate que le bord supérieur du grand trochanter dépasse la ligne de Nélaton de deux centimètres, alors qu'au jour de l'opération, il affleurait cette même ligne.

Ainsi donc cet enfant, 18 mois après l'opération, avait perdu, 2 centimètres du bénéfice que lui avait procuré l'intervention mais nous croyons pouvoir en rapporter la cause, au moins dans une très grande mesure, à l'indocilité de l'enfant. Jamais, en effet, nous n'avons vu d'enfant aussi turbu'ent, ni de parents aussi esclaves de ses caprices.

9 Décembre. — L'enfant est en merveilleux état, au point de vue orthopédique et l'impression est encore meilleure qu'au dernier examen. La marche est correcte avec une chaussure plus haute d'un centimètre et demi.

Il s'assied facilement, sans incurvation rachidienne.

La différence de longueur des 2 membres ne dépasse pas 2 centimètres 1/2. Le grand trochanter est à 2 centimètres 1/2 au dessus de la ligne de Nélaton. Mais du côté sain, la saillie trochantérienne se trouve à près d'un centimètre au-dessus de cette ligne.

La différence réelle ne dépasse donc pas 1 centimètre 1/2.

OBSERVATION IX

J... Victor, 18 ans, entré à l'Hôpital Cazin-Perrochaud le 15 janvier 1893.

Antécédents héréditaires. — Tout le monde se porte bien dans la famille.

Antécédents personnels. — Bien portant jusqu'au mois d'avril 1892. A cette époque, commence peu à peu à souffrir en marchant. Douleur dans l'aîne gauche et dans le genou, fatigue pendant la marche, claudication de temps en temps. Un médecin lui met un appareil silicaté avec lequel le malade entre à l'hôpital à Paris, le 24 octobre 1892, dans le service du professeur Lefort.

Dix jours après, on lui enlève l'appareil et on le traite par le massage avec la permission de marcher. Ne voyant pas de soulagement, le malade quitte l'Hôtel-Dieu le 7 janvier 1893 après un séjour de 2 mois 1/2.

Huit jours après, il entre à l'hôpital Cazin de Berck-sur-Mer.

Etat actuel. — A l'inspection, légère ensellure lombaire du côté gauche, pli inguinal gauche effacé. Le membre inférieur parait raccourci du côté gauche, et le fémur est en adduction et rotation externe très marquée. La flexion du fémur sur le bassin est légère, 30 à 45° au plus. Le raccourcissement total est de 4 centimètres 3/4 à 5 centimètres : pas de différence de longueur de par l'atrophie ; donc 2 centimètres 1/2 du raccourcissement sont dus à l'attitude vicieuse.

A la mensuration, le bord supérieur du grand trochanter est à 2 centimètres 1/2 au dessus de la ligne de Nélaton à gauche, tandis qu'il est exactement sur cette ligne à droite. Il y a donc un certain degré d'ascension du fémur sur le bassin (sub-luxation) ; ce qui explique le raccourcissement apparent de la cuisse gauche.

A la palpation, douleur légère au niveau de la tête fémorale et du grand trochanter : pas d'empâtement manifeste dans le voisinage des os.

Opération le 8 février 1893. — Redressement sous le chloroforme. Après 15 minutes de traction assez forte dans les différents sens, on est arrivé à un redressement complet. Le grand trochanter est sur la ligne de Nélaton des deux côtés, le membre malade a la même longueur que le membre sain et l'on a fait disparaître la rotation externe et l'adduction.

Le membre immobilisé dans l'abduction assez prononcée, est mis dans un appareil plâtré.

1894. — L'appareil est retiré. Position absolument parfaite. Le grand trochanter est bien sur la ligne de Nélaton : pas d'empâtement fongueux autour de la jointure. Mouvements très limités au niveau de la hanche tandis qu'autrefois ils étaient assez étendus. Cuisse amaigrie, c'est pour cela que nous nous décidons à faire marcher le malade sans appareil.

Etat généralement bon.

3 mai 1894. — Raccourcissement apparent 1/2 centimètre. Attitude d'une correction parfaite. Jambe gauche sensiblement aussi développée que la jambe droite. Cuisse gauche légèrement atrophiée, due à ce que le jeune homme a porté l'appareil pendant un an ; la différence d'épaisseur des cuisses est de 4 centimètres. La marche est très facile et très correcte ; à peine peut-on saisir une légère hésitation lorsque la jambe gauche se porte en avant. Nous sommes persuadés que cela disparaîtra avec l'habitude de marcher.

Examen du malade dans le décubitus dorsal :

Côté gauche (malléole externe 95 c^m.
— droit. . . . . 95 c^m 1/2.

Hanche. — Le bord supérieur du grand trochanter gauche dépasse la ligne de Nélaton de 1 à 2 millimètres ; ce qui est à noter, parce que du côté droit le bord supérieur du grand trochanter est au dessous de la ligne de Nélaton de 2 millimètres (ce qui constitue une différence de 4 millimètres.)

On ne sent pas la tête fémorale qui se trouve ramenée dans la cavité cotyloïde ou tout au moins, à son niveau.

Dans ce cas particulier, en raison de la rotation externe qui existait autrefois, et en raison de la projection en avant du grand trochanter, on pouvait penser à une luxation antérieure ; mais nous savons d'une part, que la rotation externe peut exister avec une luxation iliaque pathologique et d'autre part, du côté sain, le grand trochanter se trouve plus rapproché de l'épine iliaque de l'ischion.

La distance entre l'épine iliaque et l'angle antérieur et supérieur du grand trochanter est la même des deux côtés, à savoir 7 centimètres. Il est impossible de percevoir la tête fémorale à travers les parties molles de la région.

Mouvements très obscurs. — Ils ne dèpassent pas 10°. C'est grâce à cette immobilisation de la jointure dans un appareil pendant 12 mois 1/2, que l'attitude et la marche sont très correctes.

Mensuration : Différence entre les cuisses au dessus de la rotule : 2 centimètres.

Différence entre la racine de la cuisse : 4 centimètres.

Une pression très vigoureuse détermine une légère sensibilité au niveau de la tête fèmorale. La marche est complètement indolore.

Réflexions. — Dans l'espace de 9 mois, cette coxalgie, qu'on n'a jamais traitée par le repos, avec laquelle le malade a marché, amène un raccourcissement de près de 5 centimètres, dont 2 centimètres 1/2 sont dûs à l'ascension du grand trochanter sur la fosse iliaque, 2 centimètres 1/2 à l'attitude vicieuse (flexion, adduction et rotation externe). L'atrophie du membre malade n'est pas appréciable à la mensuration.

Opéré le 8 février 1893, la correction a été obtenue entière et s'est maintenue parfaitement.

19 mois après, le malade quittait Berck sans raccourcissement, sans boiterie, faisant facilement sans appui, des marches de 500 mètres et capable d'en faire davantage si nous l'avions permis.

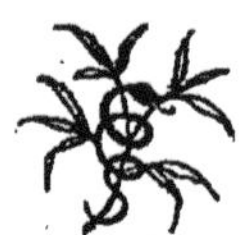

OBSERVATION X

M... Lucie, 16 ans (Hôpital Cazin-Perrochaud) entrée le 14 février 1893.

Mal de Pott lombaire et coxalgie droite ancienne, datant de 10 ans, avec attitude très vicieuse.

Antécédents héréditaires. Père mort de tuberculose pulmonaire. Mère bien portante. Enfant unique.

Antécédents personnels. Fièvre muqueuse à l'âge de 4 ans environ. C'est pendant la convalescence de cette maladie que, sans cause appréciable, elle se mit à boiter de la jambe droite. Repos sur un lit très dur avec ceinture. Au bout d'un an à peine, on la fit se lever, s'asseoir, sans la faire marcher à cause des douleurs.

A partir de 8 ans, marche de plus en plus pénible avec une canne. La flexion de la jambe ne fit que s'accroître.

Le mal de Pott n'a guère été douloureux que durant un hiver.

22 novembre 1893. — Mensurations.

Longueur totale du membre droit   0 m. 90

  —   —   — gauche 0 m. 96

De l'épine iliaque à la malléole externe, droite 83 cent. 1/2

  —   —   —   — gauche 90 cent. 1/2

De l'épine iliaque à la malléole interne droite 83 cent.

  —   —   —   — gauche 90 cent.

Longueur du fémur droit   0 m. 42

  —   — gauche 0 m. 44

Longueur du tibia droit   0 m. 40

  —   — gauche 0 m. 41 1/2

Longueur du pied droit   0 m. 22

  —   — gauche 0 m. 22 1/2

Le grand trochanter est, par rapport à la ligne de Nélaton,

        à droite 2 centimètres 1/2 au dessus

        à gauche, au niveau de cette même ligne.

Circonférences :

Cuisse droite :   34 cent. 1/4 — 40 cent. 1/4 — 47 cent.

Cuisse gauche : 35 cent.   — 43 cent.   — 49 cent.

Mollets ; droit, 0 m. 32 — gauche, 0 m. 32..

L'épine iliaque du côté sain, (gauche) est remontée à 5 centimètres 1/2 (près de 6) au dessus du plan de l'épine iliaque du côté malade ; ce qui explique, que malgré la différence de longueur des membres, la plante des pieds se trouve sur un même plan apparemment.

Torsion de la colonne vertébrale ; scoliose compensatrice dorso-lombaire à convexité droite : la flèche de l'arc atteint 2 centimètres 1/4.

Pas de douleurs, pas trace d'abcès. Mouvements très obscurs.

16 mars 1893. — Redressement sous le chloroforme, fait par M. Calot. Durée des manœuvres, 20 minutes. Les malléoles se touchent ainsi que les genoux ; la réduction, bien que considérable, n'est pas encore complète ; l'apparence tient à l'inclinaison latérale du bassin, et à un certain degré d'ensellure lombaire. Le grand trochanter est à 4 centimètres 1/2 au dessus de la ligne de Nélaton.

Pas de réaction inflammatoire après cette intervention très grave.

On a enlevé l'appareil au 7me mois (18 octobre 1893) et la hanche était en parfait état. Sa longueur paraît la même que pour le membre sain. Le bassin est légèrement abaissé du côté malade.

On a remis, pour assurer la correction, un nouvel appareil plâtré avec lequel l'enfant marche depuis le mois de novembre.

A été réglée au mois de septembre. Les règles ne sont pas revenues depuis.

1er *mai 1894.* — On enlève l'appareil plâtré.

Longueur du fémur droit,   41 cent. 1/2

—   — gauche 43 cent.

Longueur du tibia droit,   36 cent. 1/2

—   — gauche, 37 cent.

Le grand trochanter est à 3 centimètres au dessus de la ligne de Nélaton. Mouvements très obscurs ne dépassant pas 10°. Hyperextension de la jambe.

Novembre 1894. — L'enfant, débarrassé de son appareil depuis le mois de mai, marche depuis ce temps avec des béquilles. Etat excellent ; pas de douleurs.

Du 26 août au 11 novembre, séjour dans sa famille. Revient le 11 novembre en parfait état.

OBSERVATION XI

Gl. Eugénie (Maison de santé de l'Oise) âgée de 12 ans 1[2. Coxalgie droite.

La coxalgie, dont ne nous connaissons pas exactement la date du début, devait déjà être ancienne lors de son entrée à l'hôpital, puisque le raccourcissement atteignait 12 centimètres environ et que la malade se souvient d'avoir « toujours eu mal à la jambe ». Toutefois jamais de suppuration ; la boiterie était considérable et n'a fait qu'augmenter jusqu'au moment ou Mr Calot se décida à intervenir (mai 1892).

Le raccourcissement atteignait 15 centimètres. Flexion et adduction accusées ; le talon de la jambe malade répondait au mollet du côté sain. Il y avait d'ailleurs atrophie et sub-luxation iliaque du fémur, deux autres facteurs de raccourcissement.

Fémurs : la différence de longueur ne dépassait pas 8 millimètres.

Tibias : différence d'un centimètre.

Pieds : un demi-centimètre à 1 centimètre.

Le grand trochanter dépassait de 4 centimètres la ligne de Nélaton-Roser.

Intervention en mai 1892. Manœuvres très laborieuses ; au bout de trois quarts d'heure, aucun résultat : ce n'est qu'après 20 minutes de nouvelles tractions que la correction se fit, alors que Mr le Docteur Calot, devant l'insuccès des premières tractions, s'était décidé un instant à pratiquer des ténotomies multiples.

La correction obtenue fut presque parfaite à un centimètre et demi près. Dans les jours qui suivirent, douleurs très-vives, température 38° à 39°.

12 décembre 1894. L'enfant est examinée 19 mois après l'opération ; elle marche depuis 8 à 9 mois avec des béquilles : depuis 2 mois, elle les quitte le plus qu'elle peut quand elle n'est pas surveillée.

Le raccourcissement total est de 4 centimètres dont deux sont dus à l'atrophie et deux à la reproduction partielle de la luxation.

Atrophie manifeste ; il faut faire la part de la compression de l'appareil ; le membre inférieur de l'enfant recouvrera son volume normal quand la marche sera reprise sans appareil.

Pas de douleurs. Pas traces de réaction inflammatoire.

Attitude d'une correction parfaite.

Le premier appareil a été enlevé au bout de 2 mois ; le 2me au bout d'un an ; le 3me vient d'être enlevé le 11 décembre 1894.

Les mouvements sont très-limités et ne dépassent pas 5 à 10°. Légère inclinaison du bassin d'à peu près un centimètre et demi, ce qui atténue le raccourcissement total qui est de 4 centimètres. La malade avance avec un léger balancement dans la marche, étant donné qu'elle n'est pas encore accoutumée à la suppression de son appareil, et qu'elle n'a pas de chaussure spéciale.

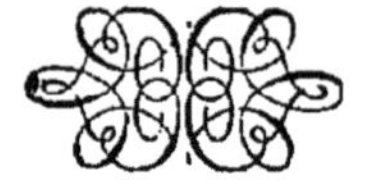

OBSERVATION XII

R..., Paul, 9 ans. Coxalgie gauche avec un raccourcissement de 16 à 17 centimètres; de plus, mal de Pott dorso-lombaire intéressant les 6 derniers vertèbres dorsales et les 5 vertèbres lombaires.

La coxalgie qui a débuté à l'âge de 2 ans 1/2, a été soignée par M. de Saint-Germain qui immobilise le malade dans une gouttière de Bonnet. Mais celle-ci est bientôt abandonnée, l'enfant ayant été confié à un charlatan.

Un an après, apparaissaient les premiers vestiges du mal de Pott. Bientôt survenaient des abcès multiples à la cuisse et dans le dos. Ils ont duré 3 ans 1/2.

Au moment où j'ai vu l'enfant (fin 1892) les abcès étaient cicatrisés, mais la jambe était dans une attitude affreuse et le raccourcissement mesurait, ai-je dit, près de 17 centimètres. Je ne parle pas de la gibbosité si étendue de son mal de Pott.

L'enfant ne marchait qu'à l'aide de béquilles. De plus son état général était très mauvais, si bien que malgré les instances de la famille qui me suppliait de remédier à ce raccourcissement si lamentable, j'ai longtemps hésité à intervenir : toute opération étant singulièrement grave chez un enfant aussi délicat, présentant la double tare de la coxalgie et du mal de Pott.

A la fin je me suis rendu néanmoins à la prière de sa mère et j'ai opéré le petit malade le 10 août 1893.

L'atrophie du fémur mesurait 8 millimètres et celle du tibia 5 millimètres à peine. L'os était fortement remonté (de 6 centimètres) sur la fosse iliaque; le reste du raccourcissement, soit 10 centimètres, était dû à la flexion avec adduction et rotation interne du membre.

Après des manœuvres de 15 à 20 minutes de durée, cette attitude vicieuse était corrigée; nous n'avions plus à modifier que la luxation. Des tractions directes assez vigoureuses ont été faites dans ce but pendant vingt minutes, et l'os est descendu de 3 centimètres (sur 6); je dois avouer que je n'ai pas osé prolonger davantage ces manœuvres violentes, en raison de l'état si précaire du petit sujet, et nous avons fini l'opération sans compléter la correction de cette luxation.

2e appareil six mois après. La correction s'est maintenue telle que nous l'avions au moment où nous avons terminé l'opération.

3e appareil un an après, en mai 1894. Le résultat ne nous satisfait pas complètement ; le dernier appareil s'était brisé et le fémur était remonté de 8 à 10 millimètres sur la fosse iliaque.

Le raccourcissement total du membre est de 4 centimètres 1/2. Les mouvements sont assez limités ; ils mesurent de 15° à 20° dans tous les sens.

Nous ne disons rien de l'attitude du membre qui est bonne malgré le déplacement relatif du fémur, ni de l'absence des phénomènes de réaction locale sur la hanche opérée ; cette absence d'inflammation étant un fait constant.

J'ai revu le malade il y a trois semaines, 20 mois après l'opération. La marche est correcte, malgré ce raccourcissement persistant de 4 centim. 1/4, grâce à une légère inclinaison du bassin et au port d'une chaussure spéciale de 2 centimètres de hauteur.

Le grand trochanter est à peu près de 4 centimètres au-dessus de la ligne de Nélaton. Les mouvements sont toujours limités.

Mensurations :

Totalité du membre :	côté droit,	68 cm. 1/4
—	—	côté gauche,	64 cm.
Fémurs,	côté sain,	34 cm.
—	côté malade,	33 cm. 1/2
Tibias,	côté sain,	31 cm.
—	côté malade,	30 cm. 3/4
Pieds,	côté droit,	17 cm. 1/2
—	côté gauche,	17 cm.

L'atrophie des masses musculaires est assez marquée.

Réflexions. — Le raccourcissement qui persiste est de 4 centimètres 1/4, mais il était primitivement de 17 centimètres ; et si nous n'avons pas obtenu mieux, c'est que la prudence la plus élémentaire nous empêchait de rechercher davantage chez un malade aussi délicat, porteur d'un mal de Pott venant compliquer aussi gravement son état. (Dr Calot.)

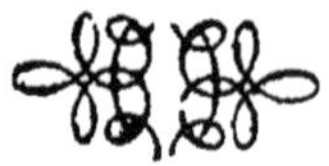

OBSERVATION XIII

C... Lucien, petit garçon de 9 ans. Coxalgie gauche datant de 3 ans et qui avait amené un raccourcissement de 6 centimètres 1[2.

L'atrophie du fémur est de un 1[2 centimètre, celle du tibia est de 8 millimètres.

L'extrémité supérieure du fémur est remontée à 2 centimètres 1[2 au dessus de la ligne de Nélaton.

A l'attitude vicieuse revient donc un raccourcissement de 3 centimètres.

L'enfant a été opéré le 13 Août 1893, et après trois quarts d'heure de manœuvres violentes, la correction a été obtenue à 1 centimètre près : les deux trochanters se trouvaient sur la même ligne.

Examiné 16 mois plus tard. L'enfant marche depuis 2 mois ; sa marche est correcte. Le raccourcissement est de près de 2 centimètres. Le grand trochanter malade dépasse de 1 centimètre la ligne de Nélaton.

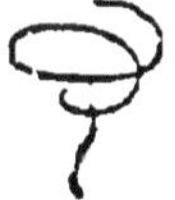

OBSERVATION XIV

D... Henri. Coxalgie guérie en mauvaise position, luxation iliaque très haute, 5 centimètres au dessus de la ligne de Nélaton : raccourcissement de 18 centimètres. Date de l'âge de 3 ans, s'est produite à la suite d'une diarrhée infantile de très longue durée.

M. Cadet de Gassicourt n'a pas accepté qu'on l'immobilisât par crainte d'une aggravation de l'entérite. Cependant l'enfant a gardé le repos au lit pendant 2 ans 1/2 sans apprareil et sans tractions et n'a commencé à marcher qu'à l'âge de 6 ans avec des béquilles.

Deux ans après, la cuisse était dans une attitude déjà très vicieuse. Un médecin proposa la réduction, et l'essaya sous le chloroforme. Après 20 minutes de tractions sans résultat, on a renoncé à pousser plus loin l'expérience et l'enfant est resté dans le même état. M. Damalia, consulté, a déclaré qu'il n'y avait plus rien à faire.

L'enfant vint à Berck à l'Hôpital Cazin-Perrochaud en juin 1893. M, Calot proposa le redressement sous chloroforme à la famille qui hésitait d'abord, mais qui se décida en présence des résultats obtenus déjà au même hôpital. L'enfant a passé l'été en excellent état, et quand il eut repris ses forces, il fut opéré le 4 octobre 1893 avec l'aide de MM. Baillet, Kohan, Pardo. Après 50 minutes de manœuvres, on a pu abaisser légèrement le fémur, et après une heure vingt minutes, sa correction a paru satisfaisante ; il restait une différence de 2 centimètres jugés irréductibles à cause de l'atrophie du fémur.

Appareil plâtré qui fut enlevé au sixième mois.

Le dixième mois, on enlève le second appareil et l'on constate ce qui suit :

Attitude parfaite, pas d'ensellure.

Longueur totale, malléole externe, membre droit sain 0,70 1/2.

—	—	gauche malade	0,67
—	—	membre droit	0,67
—	—	— gauche	0,64
Fémurs {		fémur droit	0,35
		— gauche	0,33 1/2.
Tibias {		tibia droit	0,31
		— gauche	0,30

Dépasssement de la ligne de Nélaton : 0,01 1/2
Circonférence des cuisses : côté droit : 0 27 ; 0,35 ; 0,37.
—   gauche : 0,26 ; 0,30 ; 0,32.

Pas de douleurs à la pression. Pas de complications locales.

Mouvements : 10° malgré un séjour de 10 mois dans un appareil. On ne cherche pas à les étendre davantage à cause des plaintes de l'enfant.

15 mois après l'opération : L'enfant va bien ; le raccourcissement total est de 3 centimètres 1/2, et le grand trochanter du côté malade se trouve, comme à la date de notre dernier examen, à un centimètre 1/2 au dessus de la ligne de Nelaton.

Les rapports des surfaces osseusessont maintenus par des adhérences fibreuses solides.

Si la correction se maintient très intégralement, ce que nous avons le droit d'espérer, le bénéfice que cet enfant aura retiré de l'intervention, sera un allongement de 14 centimètres 1/2.

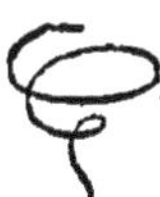

OBSERVATION XV

S..., coxalgie ancienne avec raccourcissementénorme.

Début de la coxalgie à l'âge de 5 ans. A l'hôpital Trousseau (Lannelongue) extension continue un an après l'apparition des premiers symptômes : séjour de 4 à 5 mois. Arrivée à Berck avec abcès (partie interne du pli inguinal) à l'Hôpital Maritime. Il est autorisé à marcher pendant un an environ. La déviation, qui existait déjà, ne fait qu'augmenter. Puis gouttière de Bonnet avec extension continue.

Quand M. Calot arriva à l'Hôpital Maritime, l'abcès était fermé : le raccourcissement était tel que M. Calot proposa le redressement.

Chloroformisation ; manœuvres de tractions de 10 minutes seulement. Pas de résultat. Traction continue (5 à 6 livres). Au bout de quelques mois la famille le reprit. Chez lui, à Paris, passe un an marchant sans appareil.

Il revint à Berck il y a un an et demi, à l'Hôpital Cazin. L'enfant déclare que Mlle Kohan, l'ayant mesuré, avait trouvé un raccourcissement de 15 centimètres.

Redressé sous chloroforme le 6 octobre 1893, il ne restait après l'opération très laborieuse et très longue, qu'un raccourcissement de 3 centimètres, et l'on était descendu au niveau de la ligne de Nélaton.

Repos au lit 6 mois ; s'est levé par erreur au 6e mois, et, malgré la défense formelle de marcher, il allait et venait sur sa jambe malade. Puis dès septembre 1894, il marchait toute la journée, à l'insu de M. Calot.

Quand nous le retrouvons à la date du 26 novembre 1894, nous observons un raccourcissement de 7 centimères 1/2.

Longueur totale du membre droit   71 centimètres 1/2
—   —   —   gauche 79   —
Longueur du fémur   droit   34 centimètres 1/2
—   —   gauche 36   —
Longueur du tibia   droit   28 centimètres 1/2
—   —   gauche 30   —

Longueur du pied droit 19 centimètres 1/4
— — gauche 20 1/2 —
Circonfér. de la cuisse droite (partie moyenne) 34 centimètres 1/2
— — gauche — 40 centimètres

La jambe étant horizontale et dans la demi-flexion, le grand trochanter droit est à 3 centimètres 1/2 au-dessus de la ligne de Nélaton et à gauche à 1/2 centimètre au-dessus.

Il resterait un centimètre 1/2 de raccourcissement à expliquer. On peut le trouver dans un certain degré peu marqué de flexion. Donc il n'y a guère que trois centimètres 1/2 qu'on puisse espérer obtenir.

Chloroformisation. — Des manœuvres très laborieuses (trois quarts d'heure) ne permettent qu'un gain de 2 centimètres. D'ailleurs l'atrophie mesurant 3 centimètres 1/2, ce ne pourrait être pour obtenir un bénéfice de 2 centimètres 1/4 que nous continuerons nos manœuvres : mais ces deux centimètres 1/4 devraient être gagnés sur la luxation. Or ce que nous savons, nous permet de dire qu'il se fera toujours à la suite de l'intervention une ascension nouvelle du grand trochanter d'une valeur de 1 à 2 centimètres.

Après mûre réflexion, nous accepterons ce résultat incomplet comme définitif, le bénéfice que nous sommes en droit d'attendre d'une opération nouvelle étant minime et insuffisant à coup sûr pour compenser les risques de cette opération.

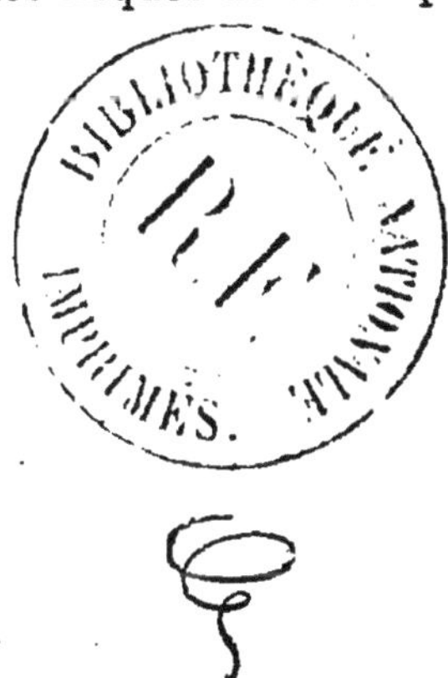

OBSERVATION XVI

D ..Marie (Villa Notre-Dame).16 ans, coxalgie droite datant de 7 ans. L'enfant avait été immobilisée pendant quelques mois au début de sa maladie, puis avait été abandonnée. Pendant quelque temps cependant elle avait marché avec un appareil silicaté, mais bientôt l'appareil silicaté avait été mis hors de service et n'avait pas été remplacé.

Au moment où a été opérée la malade, elle mesurait un raccourcissement total de 10 centimètres 1/2 (1 centimètre de par l'atrophie des deux segments du membre, 4 centimètres 1/2 de par la luxation du fémur sur l'os iliaque ; 5 centimètres par conséquent restaient dus à l'attitude vicieuse du membre. (flexion et adduction)

Le 21 décembre l'on procédait, par les manœuvres habituelles, à la correction de ce raccourcissement ; vingt cinq minutes après le début des tractions, lorsque le grand trochanter était encore dans la situation anormale où nous l'avions trouvé, mais la flexion déjà corrigée, un de mes internes que j'avais chargé de me remplacer pour travailler pendant quelques minutes à la réduction, fit une fausse manœuvre et brisa le fémur au niveau de la région sous-trochantérienne. Nous avons dû interrompre nos manœuvres aussitôt et le membre a été fixé dans un appareil plâtré, mais il conservait, on le conçoit, un raccourcissement énorme, 5 centimètres 1/2.

Dans les 12 jours qui ont suivi, la température est montée dans la soirée à 38 et même 39 degrés. Puis la fièvre est tombée spontanément.

Six mois après, nous avons supprimé l'appareil ; le raccourcissement du membre restait très marqué, près de 6 centimètres. Sans doute le raccourcissement était avant l'opération de 10 centimètres 1/2, mais le résultat était bien médiocre puisque le gain n'était que de 4 centimètres 1/2, à l'encontre de ce que nous observons chez les autres malades. La cause doit en être rapportée à la fracture qui s'est mal consolidée ; si je ne me trompe, il s'est fait une pseudarthrose serrée à la place d'un cal et l'existence de cette pseudarthrose me paraît, dans ce cas, gêner encore la marche (contrairement à ce qu'on a dit et à ce qu'on observe chez d'autres malades).

Onze mois après, la malade marche mal sans béquilles et sa boiterie est alors très-marquée. Nous espérons qu'elle s'atténuera peu à peu. Il n'y a que quelques semaines en effet que la malade s'est essayée à marcher. En somme, c'est là un résultat médiocre, nous n'en disconvenons pas, mais n'est-ce pas le résultat que pouvait nous donner l'ostéotomie en pareil cas, et nous pensons que l'ostéotomie doit laisser souvent de pareils mécomptes à ceux qui l'emploient systématiquement. (Dr Calot).

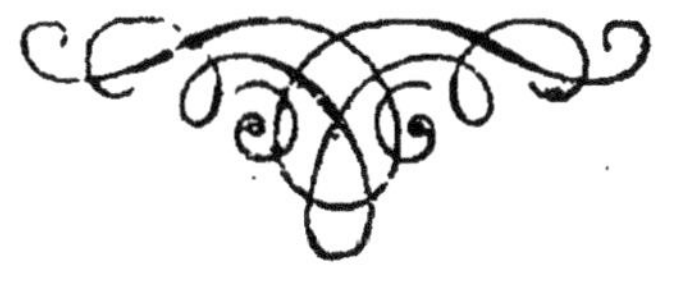

OBSERVATION XVII

L... Louis, 14 ans. Hôpital Cazin-Perrochaud. Coxalgie droite et mal de Pott.

Pas d'antécédents héréditaires ni personnels. Bronchite à l'âge de 6 ans. Le début des accidents remonte à 1889. A ce moment est apparue une petite saillie au niveau de la région lombo-sacrée. Repos au lit. Extension continue avec poids de 2 kilos sur la tête. Marche permise au bout de quelques mois avec un corset.

La maladie a progressé.

A son arrivée à Berck, la cuisse est fléchie à angle droit depuis 1892. L'ankylose, sans être complète, est très serrée. Pas de luxation du fémur dans la fosse iliaque. La flexion de la cuisse est due à une rotation scléreuse des muscles fléchisseurs, plutôt qu'à un envahissement de la jointure elle-même : cependant on ne peut pas l'affirmer d'une façon absolue. Les abcès par congestion qui étaient venus poindre sur la surface externe de la cuisse sont taris après ponction et injection de naphtol camphré.

Double gibbosité : l'une, la première en date, siège sur la région lombo-sacrée et intéresse trois vertèbres ; l'autre, apparue deux ans après est dorso-lombaire et intéresse les deux dernières dorsales et les trois dernières lombaires.

L'état général s'améliore.

Eté de 1894. — Le grand trochanter est à 2 centimètres 1/2 au dessus de la ligne de Nélaton.

Mensuration : De l'épine iliaque à la malléole externe du côté gauche, 0 m. 81 cent. 1/2. Si, du côté droit, on mesure, en ligne directe, de l'épine iliaque à la malléole externe, le talon touchant le lit, on n'obtient que 65 centimètres 1[2, ce qui tient à ce que la cuisse est en flexion considérable sur le bassin (120°) et que la jambe se fléchit presque à angle droit sur la cuisse pour que le talon puisse toucher le plan du lit. Si, au contraire, on amène la jambe en extension, on obtient 73 centimètres 1/2.

Longueur des fémurs mesurés, du grand trochanter à la partie externe de l'interligne articulaire fémoro-tibial.

gauche, 0 m. 42
droit,   0 m. 41

Longueur des tibias :

gauche, 0 m. 37
droit,   0 m. 35

Situation du membre : Outre l'énorme flexion, il y a abduction et rotation en dehors, le talon du pied droit répond à mi-hauteur de la jambe gauche. Atrophie très appréciable.

Circonférences :

Cuisse gauche, 26 cent. 1/2 — 32 cent. 1/2 — 36 cent.
Cuisse droite, 22 cent. 1/2 — 26 cent.   —   31 cent.

Longueur des pieds :

pied gauche, 0 m. 23
pied droit, 0 m. 22

L'articulation est indolore, même à l'exploration : pas de traces de fongosités ni d'abcès. Hypertrophie des ganglions de l'aîne, à gauche comme à droite.

Etat général excellent.

Les gibbosités sont : l'inférieure franchement lombaire (4 vertèbres), la supérieure, dorsale inférieure (5 dorsales inférieures) ; scoliose gauche : pas d'abcès.

Le 10 décembre 1894, M. Calot trouve le grand trochanter à 3 centimètres 1/2 au dessus de la ligne de Nélaton.

Le raccourcissement total est de 28 centimètres, c'est dire que l'enfant est absolument difforme.

Chloroforme. — Manœuvres d'assouplissement et redressement. Après 10 minutes de traction, le grand trochanter est à 1 centimètre au dessus de la ligne. La flexion est complètement corrigée.

OBSERVATION XVIII

B... Louis (Hôpital-Cazin-Perrochaud. Entré le 13 juillet 1894)
Coxalgie gauche (troisième période).

Père et mère bien portants : deux frères en bonne santé.

A eu la rougeole il y a un an, plus la varicelle.

L'affection actuelle remonte à cinq ans. L'enfant serait tombé
sur la hanche : consécutivement, il aurait eu de la douleur dans
l'articulation et de la gêne dans la marche.

On ne pratiqua dès l'abord que des frictions. Au bout de trois
mois de boiterie, on ordonna le repos au lit avec extension continue que l'enfant garda un an. Puis trois ans de simple repos
au lit Depuis moins d'un an, marche.

Examen actuel. — Ensellure lombaire très considérable. Raccourcissement apparent énorme de 14 centimètres 1/2. L'enfant
étant dans le décubitus dorsal, le membre inférieur gauche est
en flexion sur le tronc (120°) et adduction avec rotation en
dehors.

Douleur à la pression des points articulaires (aîne et région
post-trochantérienne.) On sent très bien la tête fémorale déformée et atrophiée dans la fosse iliaque externe.

Mensurations : Longueur du membre sain   71 cm 1/2
       —   —   malade   58 cm.
  Longueur du fémur sain   37 cm.
       —   —   malade   36 cm. 1/2
  Longueur du tibia sain   33 cm
       —   —   malade   31 cm. 1/2
  Circonférence de la cuisse gauche   26, 31, 35.
       —   —   droite   29, 36, 39.
  Circonférence du mollet gauche   25.
       —   —   droit   29.

Le grand trochanter est à 5 à 6 centimètres au dessus de la
ligne de Nélaton. Tous les mouvements sont extrêmement limités;
La marche ne se fait qu'avec une bottine surélevée.

27 août : Redressement sous chloroforme. Après une heure de
manœuvres laborieuses, le membre est emprisonné sous un
appareil plâtré, en abduction et extension. Il persiste un rac-

courcissement de 3 centimètres 1/2 (le grand trochanter dépasse de 2 centimètres la ligne de Nelaton-Roser) ; mais c'est parce que le fémur s'étant fracturé au dessus du genou, il a été impossible d'obtenir un résultat meilleur pour le moment.

Août à novembre : Les suites de l'opération ont été excellentes. Durant le premier mois, outre l'appareil plâtré, on a employé l'extension continue (étrier) pour agir sur le fragment inférieur du fémur.

Etat général excellent.

Le premier appareil n'a pas encore été enlevé.

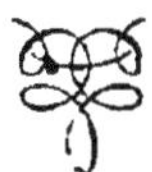

OBSERVATION XIX

H..., Elie (Hôpital Cazin-Perrochaud, entré le 8 juin 1894). Coxalgie Gauche.

Père et mère bien portants. Deux sœurs, dont l'une âgée de 17 ans serait souffrante, maigre, pâle, sans que l'enfant puisse renseigner davantage sur son état ; elle ne tousserait pas, n'aurait pas d'hémoptysies. A perdu un frère (mort à 2 ans 1/2 de pneumonie), et une sœur.

A eu la rougeole, la scarlatine, quelques bronchites. Sujet aux angines, et à la céphalalgie.

A l'âge de 7 ans, il fit une chute à la suite de laquelle il se mit à boîter d'une façon apparente, quoique peu marquée. Il ne garda le repos que durant un mois. Il n'y avait de douleurs dans la hanche et le genou qu'à la suite de fatigues.

Au bout d'un an, impossibilité de marcher, en raison de la douleur : le membre était raccourci. Un médecin appelé prescrivit l'extension continue avec repos au lit. Après un mois, l'enfant se lève et marche avec des béquilles. Depuis ce temps, l'enfant est resté levé, circulant avec ses béquilles.

Etat actuel. — L'enfant est examiné dans le décubitus horizontal. Le membre inférieur gauche est en légère flexion (30°), adduction et un peu de rotation externe. Ensellure lombaire ; raccourcissement apparent de près 6 centimètres.

Douleur à la pression des points articulaires. Quand l'enfant se fatigue, douleurs spontanées dans le genou, mais non dans la hanche.

Un peu d'empâtement coiffant le grand trochanter.

Mensuration : Longueur du membre droit   60 centimètres 3/4
    —   —   gauche 64 centimètres
    Longueur du fémur droit   37 centimètres 1/2
    —   —   gauche 36 centimètres 1/2
    Longueur du tibia droit   31 centimètres 1/2
    —   —   gauche 31 centimètres

Le grand trochanter est à 3 centimètres au-dessus de la ligne de Nélaton.

Circonférences : Mollet   24, 21
           Cuisse gauche   22, 27, 30
           — droite   24, 31, 34

Mouvements : Flexion limitée à 35° à 40°. Abduction très limitée.

Station hanchée : Pli fessier effacé, boîterie très nette.

16 août 1894 : Redressement et immobilisation sous un appareil plâtré ; les manœuvres très pénibles durent près d'une heure. On arrive à ramener le trochanter à 5 milimètres au-dessus de la ligne : fracture épiphysaire inférieure du fémur.

Les huit premiers jours après l'opération, température variant entre 39° et 40° : puis état général excellent.

En août, les parents l'enlèvent avec son appareil.

On nous a écrit qu'il était mort fin octobre de méningite tuberculeuse, 2 mois 1/2 après l'intervention.

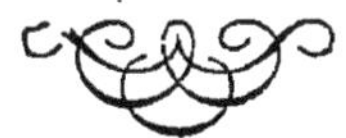

OBSERVATION XX

F... Marcel, petit garçon de 12 ans entré à l'Hôpital Cazin-Perrochaud, le 6 mars 1893 ; porteur d'une coxalgie gauche suppurée qui a guéri avec un raccourcissement de 9 centimètres.

Ce malade m'est envoyé par mon maître et ami M. Jalaguier qui était décidé, pour remédier à ce raccourcissement si fâcheux, à tenter une ostéotomie sous-trochantérienne.

Le début de sa coxalgie remonte à 3 ans. L'enfant a été soumis au repos et à une immobilisation relative dans la gouttière de Bonnet pendant 9 mois : on avait installé en même temps un appareil pour faire une certaine extension continue sur le membre ; l'on est allé jusqu'à un poids de trois livres.

Malgré ce traitement, un an après le début des accidents, survenait un abcès qui a décidé M. Jalaguier à le recevoir dans son service. L'abcès a guéri après plusieurs ponctions.

Après un séjour de 2 mois à l'Hôpital, il est retourné chez ses parents. Là, sont apparues des douleurs aigües qui ont « contracté et raccourci la jambe » pour nous servir de l'expression de la mère. Le raccourcissement mesurait 8 centimètres lorsque l'enfant a été ramené à M. Jalaguier. Celui-ci voulait intervenir par une ostéotomie, mais ne trouvant pas le petit malade assez vigoureux, il me l'envoie à Berck fin 92.

Nous avons attendu près d'une année avant d'oser tenter le redressement, tant l'état général du petit malade était jusqu'alors peu satisfaisant.

C'est le 24 Juin 1893, qu'il a été opéré.

Son raccourcissement mesurait alors 9 centimètres 1/2, dont 1 centimètre 1/2 revenait à l'atrophie, 3 centimètres 1/2 à la luxation du fémur, et 4 centimètres 1/2 à la flexion et à l'adduction du membre.

Les mouvements étaient très limités dans la néarthrose ; on sentait mal la tête fémorale dans la profondeur des tissus indurés qui remplissaient la fosse iliaque.

L'opération a duré une heure et les manœuvres ont été très-violentes, mais elles nous ont donné une correction complète (à 1 centimètre 1/2 près), la valeur de l'atrophie. Le grand trochanter est descendu au niveau de la ligne de Nélaton.

Le premier appareil est enlevé au 7e mois : le deuxième a blessé l'enfant au niveau de la partie interne du pli inguinal, et là est survenu 8 mois après l'opération, un petit abcès très-superficiel qui a mis cependant près de 5 mois à se cicatriser complètement.

Après 13 mois de repos au lit, l'enfant se lève avec un appareil silicaté, court, fait le diable et brise son appareil.

En septembre on lui remet un appareil plâtré.

Actuellement, 18 mois 1/2 après l'opération, l'enfant ne présente plus que deux centimètres 1/2 de raccourcissement. Le grand trochanter est à 12 millimètres au dessus de la ligne de Nélaton, et l'atrophie explique le reste du raccourcissement. (Dr Calot).

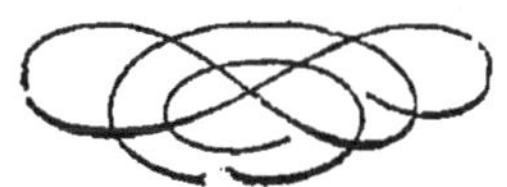

OBSERVATION XXI

M..., Zoé, 1E ans 1/2 (hôpital de Rothschild).

Coxalgie gauche avec attitude vicieuse. Entrée à l'hôpital en novembre 1893. Début de la maladie remontant à 4 ans ; a boîté 18 mois après. Application d'un appareil silicaté sous le chloroforme. Au bout de huit mois, on enlève l'appareil et le médecin constate un raccourcissement du membre au lieu de l'allongement qu'il présentait auparavant. On lui permet, néanmoins, la marche avec des béquilles. Pas d'abcès.

A son arrivée à l'hôpital, atrophie très appréciable du membre. Raccourcissement de 10 centimètres. Adduction, rotation interne avec légère flexion sur le bassin. Ensellure lombaire peu marquée. Effacement presque complet du pli inguinal. La région trochantérienne forme une saillie très notable en dehors. Le bord supérieur du grand trochanter droit se trouve au niveau de la ligne de Nélaton, tandis qu'à gauche il la dépasse de 2 centimètres 1/2 en empiétant sur la fosse iliaque externe.

Mouvements exécutés spontanément par la malade :

Flexion :   45°.
Abduction : 10° à 15°.

On ne peut pas provoquer des mouvements plus étendus, même au prix de fortes douleurs. La tête fémorale ne peut être sentie à sa place normale où il n'existe ni empâtement ni douleur. La région trochantérienne seule présente une certaine sensibilité à la pression profonde.

Le redressement est à tenter, quoiqu'il soit très difficile de l'obtenir d'une façon complète.

L'état général est excellent.

19 janvier 1894 — Redressement sous le chloroforme. La manœuvre est dure, mais par des mouvements continus de flexion, d'extension et d'abduction, on arrive à mettre la jambe malade à peu près au même niveau que la jambe saine. La jambe est mise en abduction et rotation en dehors, et maintenue en cette position par un appareil plâtré.

Température : 38° le soir.

Pas de fièvre. Appétit nul. Malgré cela, bon état général.

Mensurations :

    Longueur totale du membre gauche,   0 82

    —   —   —   droit,   0.83

Longueur du fémur gauche, 0.41) mesurée du grand trochanter
                               à la tubérosité externe du

    —   —   droit,   0.42) tibia.

13 juin, — Nouvel appareil plâtré, plus léger.

15 septembre 1894. — Nouvel appareil plâtré après traction
légère du membre, sans chloroformisation cependant. Le grand
trochanter est sur la ligne de Nélaton à 3 millimètres près. La
jambe est dans une attitude parfaite ; les mouvements sont très
limités, non douloureux. La mensuration donne les mêmes résultats qu'en juin. En tenant compte de l'inclinaison du bassin, les
talons sont sur la même ligne, et les deux jambes sont exactement parallèles.

5 novembre. — Excellent état général. La malade a consi-
dérablement engraissé ; avec des béquilles et dans son appareil
elle marche sans aucune souffrance. Sans béquilles, elle peut
poser les pieds à terre et marcher sans douleur.

L'appareil est cassé.

14 novembre. — Attitude d'une correction absolue. La longueur
des jambes paraît identique à 1/2 centimètre près en faveur de la
jambe malade. Le développement musculaire est aussi satisfaisant du côté gauche que du côté droit. Elle a pris de l'embonpoint. Il lui est possible de remuer spontanément la jambe
malade. Evidemment ces mouvements sont très limités ; je veux
parler, non du déplacement du bassin qui est très étendu, mais
des mouvements coxo-fémoraux.

Long^r du membre inférieur malade prise du côté externe, 83 cm.

    —   —   —   sain   —   —   85 cm.

    Longueur du fémur malade,   38 centimètres

    —   —   sain,   39   —

    Longueur du tibia malade,   39   —

    —   —   sain,   40   —

Le grand trochanter répond à la ligne du côté malade. La
même chose du côté sain.

Grosseur des cuisses : Au-dessous du genou malade : 33 centim.
Milieu de la cuisse malade : 42 centimètres. Racine de la cuisse
malade, 52 centim. Côté sain : au-dessus du genou 36 centim.,
milieu, 45 centim. Racine de la cuisse, 59 centim.

Les mouvements au repos et provoqués sont : pour la flexion 3°
Ceux d'abduction et d'adduction sont nuls. L'extension est com-

plète, par conséquent pas d'ensellure.

Elle peut marcher seule, sans appui. Pendant la marche, la fesse et la grande lèvre sont très abaissées; le bassin est très incliné côté malade Les mouvements se passent tous dans les vertèbres lombaires. Au point de vue fonctionnel, on peut considérer l'ankylose du fémur avec le bassin comme complète. Très probablement la claudication, assez intense lorsque la malade marche nue et sans appui, est due à un défaut d'habitude. En tous cas, la marche est complètement indolore.

Elle s'est grandement améliorée depuis. Actuellement (17 décembre 1894), presque pas de boiterie.

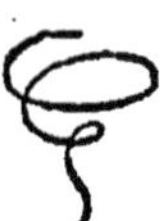

OBSERVATION XXII

M... Maurice, six ans (Hôpital Rothschild). Mal de Pott dorso-lombaire avec coxalgie droite non suppurée.

Antécédents de famille. Père et mère bien portants, ainsi qu'une sœur.

Antécédent personnels. L'enfant commençait à se plaindre de son dos à l'âge de 4 ans 1/2. Le médecin lui a ordonné un corset qu'il a gardé pendant 6 mois : puis on a été obligé de le lui enlever à cause d'une coxalgie droite qui s'est déclarée à cette époque, et on lui a fait un appareil plâtré incomplet s'arrêtant au-dessous de la bosse vertébrale. L'enfant resta couché dans cet appareil pendant 5 mois, puis après enlèvement de l'appareil, on lui a permis de marcher. Il a marché pendant 4 mois sans boîter.

Au mois de novembre dernier, l'enfant commence de nouveau à se plaindre de douleurs dans le genou droit en même temps qu'il recommence à boîter. Application d'un appareil silicaté que l'enfant garde pendant six semaines ; en même temps on lui fait l'extension continue à l'aide de poids (1 kilo pendant trois semaines). Lorsqu'on a enlevé l'appareil, l'enfant ne pouvait plus marcher à cause des douleurs très vives que le mouvement provoquait dans sa cuisse malade.

Etat actuel (3 avril 1893). A l'examen de l'enfant on constate :

1° Un mal de Pott dorso-lombaire indolore et sans complications viscérales.

2° Une coxalgie droite non suppurée, mais avec attitude vicieuse du fémur qui est en flexion de 45° environ sur le bassin, en abduction et légère rotation externe ; il existe de plus une ascension du fémur sur l'os iliaque, car le bord supérieur du grand trochanter (du reste difficilement perceptible à cause de l'empâtement) se trouve à 3 centimètres au-dessus de la ligne de Nélaton, alors que du côté gauche (côté sain) il se trouve sur cette ligne.

C'est à cette ascension du fémur qu'est dû surtout le raccourcissement apparent du membre inférieur droit, car les deux jambes ont un squelette de même longueur. En effet, pas d'atrophie appréciable, à peine 1/2 centimètre, le raccourcissement total est de 6 centimètres 1/2. Douleur provoquée par la pression, même légère, au niveau du grand trochanter droit qui paraît augmenté de volume. Les parties molles autour de cette saillie présentent un empâtement diffus et douloureux à la pression.

13 juillet 1893. — Le fémur s'est dévié davantage depuis quelque temps ; il est en flexion et adduction très marquée, et le raccourcissement mesure actuellement 8 centimètres 1/2. On endort l'enfant et l'on fait le redressement qui est assez facilement obtenu, mais le fémur reste encore un peu remonté sur l'os iliaque. Appareil plâtré (Dr Baillet).

29 novembre 1893. On enlève l'appareil. Le fémur reste en bonne position, pas de douleur autour de l'articulation de la hanche, pas d'empâtement. La gibbosité dorso-lombaire a diminué de volume et ne présente plus que la moitié du relief de la bosse précédente. On applique un nouvel appareil plâtré complet avec échancrure au niveau de la gibbosité.

Etat général excellent.

19 février 1894. Enlèvement de l'appareil plâtré. Etat général très bon. La marche est permise à l'aide de béquilles et avec un nouvel appareil plâtré très léger.

Le 7 juin 1894. Nouvel examen. L'enfant marche depuis quelques mois à l'aide de béquiles et avec un appareil plâtré. La correction se maintient telle que nous l'avons obtenue, c'est-à-dire presque parfaite (nous avons déjà dit que la réduction de la tête fémorale déplacée, n'avait pas été faite complètement).

Mensurations.

Longueur totale : membre droit   52 centimètres
      —   gauche 53 centimètres 1/2
    fémur   droit   27 centimètres 1/2
      —   gauche 28 centimètres
    tibia   droit 23 centimètres
      —   gauche 22 centimètres 3/4

Du côté droit, la tête fémorale se trouve à un demi-centimètre au-dessus de la ligne de Nélaton ; du côté gauche il la dépasse de 2 millimètres.

Pas de douleurs à la pression.

Les mouvements sont très obscurs (5 à 10°). Il y a encore quelque chose à gagner, car si nous voulons mettre les deux épines iliaques au même niveau, nous sommes obligés de porter la jambe droite en adduction 10°, en flexion 10°, rotation externe 8°.

29 *octobre 1894*. — L'enfant porte dans la région de la fosse iliaque droite et parallèlement à l'arcade fémorale, une tumeur sous-cutanée mollasse, dépressible, légèrement mobile, complètement indolore, longue de 7 centimètres, large de 4 centimètres et qui parait un lipôme, peut-être dû au frottement de l'appareil, La tumeur comble le creux formé par le relief de l'épine iliaque et la dépresssion formée par l'arcade fémorale. Elle devient très saillante lorsque l'enfant fait effort, soit pour se lever, soit pour tousser : n'était la complète irréductibilité de la tumeur, on croirait à une hernie inguinale.

L'attitude du membre est parfaite. Il persiste une ensellure d'environ 10° à 15°. Le grand trochanter fait un relief beaucoup plus considérable que du côté sain : son bord supérieur dépasse la ligne de Nélaton d'environ un demi centimètre. L'exploration de la hanche ne révèle ni abcès, ni fongosités, ni douleur ; mais les ganglions inguinaux restent plus gros que du côté sain.

Longueur totale du membre prise du côté interne :

côté malade, 55 cent.

côté sain, 56 cent. 1/2

Long^r du fémur prise du bord supérieur du grand trochanter à l'interligne articulaire du genou { coté malade, 27c. 1/2. / côté sain, 28 cent.

Longueur du tibia côté malade, 24 cent. 1/2

— côté sain, 25 cent. 1/2

Longueur du pied, mesurée du talon à l'extrémité du petit orteil :

côté malade, 17 cent.

côté sain, 18 cent.

Grosseur des jambes à la partie moyenne, côté malade, 21 cent.

côté sain, 22 cent.

Grosseur des cuisses, au dessus du genou :

côté malade, 18 cent. 1/2 — côté sain, 23 cent.

Grosseur des cuisses au milieu :

côté malade, 23 cent. — côté sain, 31 cent.

Grosseur des cuisses, à la racine :

côté malade, 25 cent. — côté sain, 33 cent.

Les mouvements sont limités dans une mesure de 10° à 15°. La marche sans appareil est assez disgracieuse ; le bassin s'incline fortement du côté malade, la fesse est relevée et l'ensellure parait beaucoup plus accentuée quand l'enfant est debout ; il faut ajouter que le mal de Pott dorso-lombaire doit être pour une part dans cette mauvaise attitude, et il y a lieu de croire que l'habitude et une chaussure orthopédique lui permettront de marcher à peu près correctement.

Le raccourcissement apparent, dans l'attitude habituelle, mesuré sur les talons est tout au plus d'un centimètre ; mesuré sur les malléoles internes, il est de 2 centimètres

OBSERVATION XIII

G... Marcel. Mal de Pott dorsal-lombaire 6 vertèbres, ayant amené une gibbosité très marquée. Ce mal de Pott date de 4 ans et coexiste avec une coxalgie qui paraît avoir débuté à la même époque.

L'enfant a été opéré le 8 janvier 1891. Le raccourcissement du membre inférieur droit était de 20 centimètres depuis 2 à 3 ans. Il a eu deux abcès : l'un, sur la face externe de la cuisse, s'est ouvert quatre fois spontanément ; l'autre, à la face antérieure de la région, s'est ouvert également deux fois.

18 mois après le début de la coxalgie, premier abcès.

Le raccourcissement a commencé à se dessiner en janvier 1892: il mesure actuellement 19 centimètres.

Le redressement fut presque complètement obtenu dans une seule séance ; fièvre légère les premiers jours (38°). Pendant deux mois les douleurs furent très vives.

L'appareil est enlevé en juillet ; puis nouvelle immobilisation.

Examen de l'enfant, onze mois après l'intervention :

Attitude correcte ; cependant la jambe est dans une légère rotation externe. Il y a une mobilité assez marquée de l'articulation Lorsqu'on dépasse 15 à 20°, on provoque de la douleur.

Ni abcès, ni fongosités, ni accidents inflammatoires.

Mensurations.

Longueur totale du membre, côté gauche, sain

    68 cm. 1/2 } Différence de 3 cm. 1/2.

    Côté droit, malade, 65 cm.

Circonférence des cuisses	côté gauche	22, 27, 30.
—	côté malade	20, 25, 27.
Longueur des fémurs	côté gauche	34 cm. 1/2.
—	côté droit	34 cm.
Longueur des tibias	côté gauche	28 1/2.
—	côté droit	28.

Le grand trochanter dépasse encore la ligne de Nélaton de près de trois centimètres 1/2.

Réflexions. — Le raccourcissement total mesurait 19 à 20 centimètres, sur lesquels il en fallait attribuer 5 à la luxation du fémur (le grand trochanter était remonté à 5 cm au dessus de la ligne de Nélaton) et 1 cm à 1 cm 1/4 à la différence de longueur (atrophie du côté malade) du squelette du membre inférieur d'avec celui du coté sain. Près de 14 centimètres de ce raccourcissement restaient donc imputables à la flexion à angle droit bien plus qu'à l'adduction et à la rotation en dedans.

En raison de la coexistence de ce mal de Pott dorso-lombaire si marqué, intéressant 5 à 6 vertèbres, je n'ai pas osé prolonger d'une façon démesurée, la longueur de l'intervention et trop multiplier les manœuvres violentes : si bien que dès que l'attitude vicieuse a été corrigée, et près de la moitié de l'élévation du fémur sur la fosse iliaque supprimée par la traction directe, je m'en suis tenu à ce résultat presque complet (bénéfice de 17 centimètres sur un raccourcissement de 20 cm.); l'opération ayant duré près de 40 minutes.

Ce bénéfice de 17 centimètres ne s'est pas maintenu intact. Le grand trochanter est remonté de plus d'un centimètre et se trouve actuellement à 3 cm au dessus de la ligne de Nélaton ; et la différence de longueur des membres est de près de 4 centimètres. Mais n'oublions pas que cette différence était, avant l'intervention, de 20 centimètres.   Dʳ CALOT

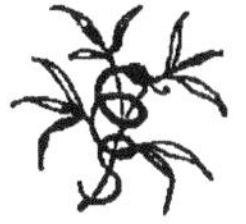

REMARQUES

TIRÉES DES OBSERVATIONS

Nous nous sommes inspiré, pour la rédaction des précédents chapitres, de la lecture de ces observations. Il nous a semblé utile, néanmoins, de mettre en relief, à la suite de l'exposé de ces observations, les renseignements qu'elles nous apportent.

Ces renseignements sont de plusieurs ordres et leur étude devra se scinder en plusieurs chapitres.

1° Remarques au point de vue du mode de production du raccourcissement

La difformité chez quelques enfants était facile à expliquer.

Ces malades n'avaient jamais été soumis à un traitement sérieux.

La coxalgie mène naturellement à l'attitude vicieuse. Si pour la prévenir on n'a rien fait, le petit malade, que l'on abandonne ainsi sans traitement, viendra presque forcément grossir le nombre des infirmes dont nous avons rapporté l'histoire. Ils sont, hélas, beaucoup plus nombreux qu'on ne pense, les coxalgiques qu'on laisse en liberté avec la permission de marcher avec ou sans appui pendant toute la durée de la maladie.

Ce n'est pas toujours sur l'ignorance des parents qu'il faut en faire peser la responsabilité.

Les notions pour nous fondamentales, absolues, nous dirons élémentaires de repos des articulations malades, d'immobilisation de ces jointures, ne sont pas acceptées par tous les médecins, tant s'en faut. Lorsqu'il s'agit d'une maladie à évolution aussi longue que la coxalgie, la crainte de voir, sous l'influence du repos et de l'immobilisation, dépérir la santé générale de l'enfant et s'atrophier le membre malade, l'emporte sur toutes les autres considérations dans l'esprit du médecin et son opinion est adoptée avec enthousiasme par la famille.

Le petit malade conserve une liberté entière ; la coxalgie se complique souvent de suppurations graves ; mais elle guérit encore assez fréquemment tant bien que mal, c'est-à-dire que la vie du malade est sauvée, mais que sa jambe est dans une attitude horrible et le raccourcissement tel que l'enfant restera impotent et infirme pour la vie.

Et cette catégorie de malades ne disparaîtra pas de sitôt ; il n'est pas, en effet, d'affections aussi peu ou aussi mal soignées que la coxalgie.

A côté des coxalgiques qui n'ont pas suivi de traitement, nous trouvons ceux qui ont subi un traitement défectueux. Les uns ont été autorisés à marcher moyennant le port d'un appareil ayant pour but d'immobiliser la jointure coxo-fémorale.

Mais rien ne peut remplacer le repos, et cette demi-thérapeutique ne prévient pas la marche ascendante de la maladie et les déplacements du membre inférieur.

D'autres ont été traités par le seul repos au lit. La maladie amènera chez eux presque fatalement une attitude vicieuse qui pourra, si l'on n'y remédie, conduire à ces raccourcissements si prononcés et si fâcheux que nous avons vus dans cette thèse.

Dans ces diverses catégories se répartissent les malades qui font le sujet de nos observations ; il en est encore quelques uns qui, après avoir subi un traitement méthodique et rationnel, ont été rendus trop tôt à la liberté. Et c'est pour avoir oublié que les coxalgiques avaient besoin d'être surveillés pendant de longues années, qu'on a laissé se produire peu à peu des difformités aussi fâcheuses.

Enfin il en est qui ont été traités par l'extension continue, et que cette extension continue, faite suivante la méthode de Lannelongue, n'a pas empêché de se dévier.

C'est que l'extension continue n'a pas été surveillée ou a été mal faite, nous dira-t-on.

Oui, cela est fréquent répondrons-nous ; mais voici un petit malade, celui qui fait le sujet de notre 2me observation, chez qui nous avons installé nous-même l'extension dès le début de la maladie ; que nous avons encore revu tous les jours et chez qui néanmoins s'est produite une sub-luxation du fémur, et un peu après un raccourcissement qui a nécessité une intervention laborieuse.

Ce n'est pas là un fait isolé. Ils sont nombreux les cas, où nous avons vu, malgré l'extension continue, se produire des déviations, et ne s'en produit-il pas sous les yeux de tous les chirurgiens qui font un, deux trois redressements et même plus dans le cours d'une coxalgie traitée par cette méthode.

Mais qu'y a-t-il là qui doive nous étonner ? N'en serait-il pas de même au genou si nous traitions la tumeur blanche de cette jointure par la seule extension continue ?

Pour nous, de même qu'au genou, l'immobilisation absolue, bien faite, peut seule, à la hanche, prévenir ces attitudes vicieuses et ces raccourcissements : et sur plus de 200 malades traités depuis 3 ans 1/2 soit à l'Hôpital N. de Rothschild, soit à l'Hôpital Cazin-Perrochaud, soit à l'Hôpital du département de l'Oise, ou encore dans la clientèle extérieure, nous n'avons jamais observé un raccourcissement ou une sub-luxation, tant qu'il a été possible de continuer au malade l'immobilisation parfaite par l'appareil plâtré.

Ces considérations avaient été déjà exposées dans notre thèse : nous avons pensé qu'il était bon d'y revenir ici.

2° *Remarques au point de vue de la valeur comparative des divers facteurs du raccourcissement.*

On a beaucoup médit de l'atrophie du membre frappé de coxalgie.

Certes, c'est là un élément notable du raccourcissement, un élément constant et malheureusement sans remède.

Mais il nous semble pouvoir dire, après avoir étudié les observations de nos malades, qu'on en a beaucoup exagéré l'importance.

L'atrophie varie d'un demi-centimètre à trois centimètres et demi au maximum et ne dépasse pas cette étendue même dans les cas les plus avancés et les plus mauvais.

La luxation joue presque toujours un rôle plus considérable, et l'ascension du grand trochanter au dessus de la ligne de Nélaton mesurait chez nos malades de deux à 6 centimètres 1/2. Mais dans les grands raccourcissements, de 12 à 20 centimètres, c'est à l'attitude vicieuse que revient la première place.

3° *Remarques au point de vue de la valeur de l'intervention contre ces divers facteurs du raccourcissement*

Ce que nous avons dit du rôle capital de l'attitude vicieuse dans les grands raccourcissements, est consolant, puisque c'est contre ce ﬂfacteur du raccourcissement que nous sommes le plus puissamment armés, que, contre lui nous pouvons tout, serions-nous tentés de dire, tandis que pour lutter contre la luxation, notre action est limitée ; et pour lutter contre l'atrophie, nulle.

L'ostéotomie ne nous donnera jamais une correction aussi complète de l'attitude vicieuse que le redressement. L'ostéotomie ne peut rien contre la luxation et la sub-luxation, et la lecture de nos observations démontre que lorsque l'intervention a pu être poussée jusqu'au bout, elle nous a donné de la luxation une correction presque complète séance tenante, et une correction définitive de moitié ou même des 3/4, ou même des 5/6.

Nous disons : lorsque l'intervention a pu être poussée jusqu'au bout ; il est de nos malades en effet chez qui notre intervention devait être forcément insuffisante, ou bien, parce qu'une fracture intra-trochantérienne ou sus-condylienne venait mettre un terme à nos tractions en nous empêchant de faire descendre le fémur remonté sur l'os iliaque : où bien, parce que ces tractions dirigées contre la luxation représentant un effort considérable, la coexistence d'un mal de Pott nous a empêché de les faire : la prudence nous commandant de réduire au minimum le traumatisme et l'acte opératoire chez des malades si profondément tarés.

4° REMARQUES
au point de vue de la technique opératoire

Le secret du succès se trouve, avons-nous dit, dans la lenteur et la méthode des manœuvres employées.

Il faut, pour arriver à la correction complète, beaucoup de force, mais peut-être encore davantage de patience : c'est à ce prix seulement qu'on évitera l'accident le plus commun, les fractures du fémur. Nous nous permettrons de faire remarquer que ce n'est jamais entre les mains de M. Calot, mais entre les mains de ses aides, que les manœuvres de réduction ont amené des fractures.

La construction de l'appareil plâtré et la mise en abduction du membre redressé sont des points importants de la technique opératoire. Ils peuvent seuls assurer le maintien presqu'intégral de la réduction.

5° REMARQUES
sur les dangers de la méthode

On l'a vu, les accidents immédiats sont insignifiants. Quant aux accidents éloignés, il n'en est pas de locaux. Rappelons que nous n'avons jamais observé d'abcès, même chez les malades qui ont suppuré pendant longtemps.

Mais que dire des deux cas de méningite observés quelques mois après l'opération ?

1° Il n'est pas démontré que l'acte chirurgical doive être mis en cause. Sans pouvoir appuyer notre opinion par des chiffres précis, nous croyons avoir le droit de dire, de par ce que nous avons vu dans un service composé en grande partie de coxalgiques, que ceux qu'on laisse sans intervention sont sensiblement aussi exposés que les autres à des accidents cérébraux.

Dans tous les cas, la différence d'immunité entre les malades des deux catégories est trop peu marquée pour que nous soyons en droit d'attribuer au redressement une influence réelle sur ces accidents.

2° Quand bien même il nous serait démontré péremptoirement que l'intervention fait courir à ce point de vue un léger danger aux malades que nous avons opérés, nous n'hésiterions pas à passer outre, en présence de l'infirmité déplorable de la plupart d'entr'eux et de la triste existence qui leur est réservée si l'on n'y remédie pas.

6° Le bilan de nos résultats, le voici :

Une malade qui a dû être réséquée, mais qui restera mieux préparée pour la marche après cette résection qu'elle ne l'était avant le redressement.

Deux malades morts de méningite plusieurs mois après l'intervention.

Par contre, nous avons 4 malades chez qui l'intervention a supprimé *complètement* la boiterie, et sur les 16 qui restent, tous ont retiré de l'opération une correction de plus de moitié, presque tous une correction des 3/4 ou des 5/6 de leur infirmité première.

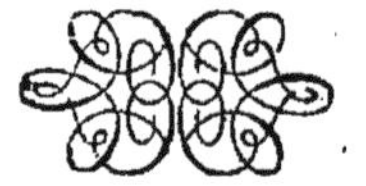

CONCLUSIONS

I. Il existe un bon nombre de coxalgiques « guéris » avec un raccourcissement tel qu'il s'agit de véritables infirmes.

D'autres sont à la veille de le devenir ; le raccourcissement ayant une tendance presque fatale à s'accentuer sous l'influence de la marche.

II. Contre ces difformités l'on ne fait rien. Parfois, l'on essaie d'y remédier en partie par une ostéotomie linéaire ou oblique ; mais le résultat est presque toujours médiocre et trop souvent mauvais.

III. Nous avons, par une autre méthode, opéré 23 coxalgiques présentant des raccourcissements de 5 à 20 centimètres.

Cette méthode a pour but de faire parcourir au fémur un chemin inverse de celui qu'il a suivi pour produire le raccourcissement.

IV. Le raccourcissement reconnaît trois facteurs :

1° l'atrophie ;

2° l'attitude vicieuse du membre (flexion

avec généralement adduction et rotation en dedans) ;

3° la luxation ou la sub-luxation iliaque du fémur.

Contre l'atrophie, nous sommes impuissants.

L'attitude vicieuse se corrige par des manœuvres de redressement.

La luxation, par des manœuvres de traction directe.

Ces manœuvres de redressement et de traction se font dans la même séance, sous le chloroforme bien entendu.

V. Elles sont efficaces quelle que soit l'ancienneté des lésions. L'ankylose de l'extrémité supérieure du fémur déplacé n'est jamais complète.

En développant les mouvements obscurs que présente l'articulation, on arrive à une correction parfaite de l'attitude vicieuse.

Par des manœuvres de traction suffisamment puissantes et prolongées, l'on peut arriver à abaisser le bord supérieur du grand trochanter jusqu'au niveau de la ligne de Nélaton.

VI. Cette opération, bien qu'elle soit très délicate, ne présente pas de dangers particuliers, moyennant l'observation de certaines règles, et nous n'avons jamais observé d'accidents immédiats ou éloignés qui soient nettement imputables à la méthode que nous proposons.

Nous insistons sur ce point qu'elle n'a

jamais amené d'abcès, même chez les malades qui avaient présenté de longues suppurations de la hanche.

VII. Quoiqu'on en ait dit, les résultats se maintiennent pourvu que l'on immobilise le membre malade en abduction avec un appareil plâtré immédiatement après la correction et qu'on ne perde pas de vue ses opérés pendant deux ou trois ans.

Chez quelques-uns d'entre eux, la correction a été obtenue et s'est maintenue parfaite: la correction de la luxation de même que celle de l'attitude vicieuse.

Chez les autres, tandis que l'attitude vicieuse était à jamais corrigée (or, l'attitude vicieuse est le principal facteur des grands raccourcissements), la luxation s'est reproduite en partie; mais l'os n'est jamais remonté qu'au quart, au tiers ou, au maximum, à la moitié de sa hauteur première, et le bénéfice chez tous nos malades a été immense.

De pareils résultats nous paraissent légitimer l'opération que nous proposons pour remédier aux raccourcissements des coxalgiques guéris.

Vu : le Doyen,

DE LAPERSONNE.

Bon à imprimer,

Le Président de thèse,
DE LAPERSONNE.

Vu et permis d'imprimer :
Lille, le 15 janvier 1895,
Le Recteur,
BAYET,
Correspondant de l'Institut.

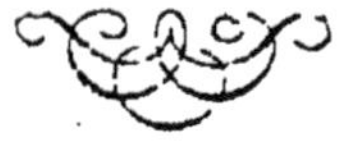

Montreuil-sur-Mer, imprimerie BECQUART et LEFORT

www.ingramcontent.com/pod-product-compliance
Ingram Content Group UK Ltd.
Pitfield, Milton Keynes, MK11 3LW, UK
UKHW020848120726
13693UKWH00002B/874